Atención e información de la demanda de prestación de servicios funerarios y realización de las operaciones de cobro

Raquel Alonso Reyero

ic editorial

Atención e información de la demanda de prestación de servicios funerarios y realización de las operaciones de cobro
© Raquel Alonso Reyero

1ª Edición

© IC Editorial, 2025

Editado por: IC Editorial
c/ Cueva de Viera, 2, Local 3
Centro Negocios CADI
29200 Antequera (Málaga)
Teléfono: 952 70 60 04
Fax: 952 84 55 03
Correo electrónico: iceditorial@iceditorial.com
Internet: www.iceditorial.com

ISBN: 978-84-1184-783-4
Depósito Legal: MA 679-2025

Impresión: PODiPrint
Impreso en Andalucía – España

Nota de la editorial: IC Editorial pertenece a Innovación y Cualificación S. L.

Presentación del manual

El **Certificado de Profesionalidad** es el instrumento de acreditación, en el ámbito de la Administración laboral, de las cualificaciones profesionales del Catálogo Nacional de Cualificaciones Profesionales adquiridas a través de procesos formativos o del proceso de reconocimiento de la experiencia laboral y de vías no formales de formación.

El elemento mínimo acreditable es la **Unidad de Competencia.** La suma de las acreditaciones de las unidades de competencia conforma la acreditación de la competencia general.

Una **Unidad de Competencia** se define como una agrupación de tareas productivas específica que realiza el profesional. Las diferentes unidades de competencia de un certificado de profesionalidad conforman la **Competencia General,** definiendo el conjunto de conocimientos y capacidades que permiten el ejercicio de una actividad profesional determinada.

Cada **Unidad de Competencia** lleva asociado un **Módulo Formativo,** donde se describe la formación necesaria para adquirir esa **Unidad de Competencia,** pudiendo dividirse en **Unidades Formativas.**

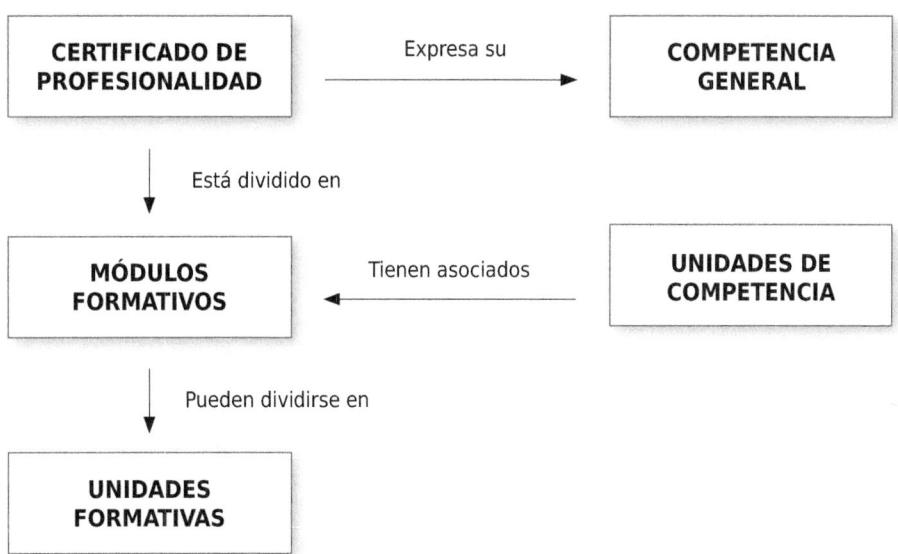

El presente manual desarrolla el Módulo Formativo **MF2008_2: Atención e información de la demanda de prestación de servicios funerarios y realización de las operaciones de cobro,**

asociado a la unidad de competencia **UC2008_2: Atender e informar en la demanda de prestación de servicios funerarios y realizar las operaciones de cobro,**

del Certificado de Profesionalidad **Atención al cliente y organización de actos de protocolo en servicios funerarios.**

MF2008_2	Tiene asociado el	**UNIDAD DE COMPETENCIA UC2008_2**
Atención e información de la demanda de prestación de servicios funerarios y realización de las operaciones de cobro	◄———	Atender e informar en la demanda de prestación de servicios funerarios y realizar las operaciones de cobro

FICHA DE CERTIFICADO DE PROFESIONALIDAD

(SSCI0312) ATENCIÓN AL CLIENTE Y ORGANIZACIÓN DE ACTOS DE PROTOCOLO EN SERVICIOS FUNERARIOS

(R. D. 990/2013, de 13 de diciembre)

COMPETENCIA GENERAL: Realizar trabajos de atención e información en la demanda de prestación de servicios funerarios, tanto en la contratación y prestación del mismo, como durante su desarrollo, atendiendo de manera personalizada las demandas de los/as solicitantes, familiares y/o personas usuarias y organizando la prestación y los actos de protocolo del servicio funerario aplicando criterios de calidad.

Cualificación profesional de referencia	Unidades de competencia		Ocupaciones o puestos de trabajo relacionados
SSC608_2: ATENCIÓN AL CLIENTE Y ORGANIZACIÓN DE ACTOS DE PROTOCOLO EN SERVICIOS FUNERARIOS (R. D. 1035/2011, del 15 de julio)	UC2008_2	Atender e informar en la demanda de prestación de servicios funerarios y realizar las operaciones de cobro.	• Asesor de ventas de productos y servicios funerarios. • Asistente de gestión funeraria. • Agente de contratación de servicios funerarios. • Auxiliar de gestión funeraria. • Auxiliar de protocolos de servicios funerarios. • Auxiliar de asistencia de servicios funerarios.
	UC2009_2	Organizar las prestaciones de servicios funerarios.	
	UC2010_2	Organizar los actos de protocolo funerario y actividades de asistencia a la persona solicitante, familiares y/o personas usuarias.	

Correspondencia con el Catálogo Modular de Formación Profesional

Módulos certificado	Unidades formativas	Horas
MF2008_2: Atención e información de la demanda de prestación de servicios funerarios y realización de las operaciones de cobro		80
MF2009_2: Organización de las prestaciones de servicios funerarios		80
MF2010_2: Organización de los actos de protocolo funerario y actividades de asistencia a la persona solicitante, familiares y/o personas usuarias		80
MP0508: Módulo de prácticas profesionales no laborales		40

Índice

Análisis de las técnicas de comunicación y habilidades sociales

Contenido

Objetivos

Los objetivos específicos de esta Unidad de Aprendizaje son:

→ Aplicar procesos de atención a las personas solicitantes y/o familiares de prestaciones de servicios funerarios, teniendo en cuenta protocolos de calidad y las características de las demandas de los mismos.

→ Desarrollar habilidades sociales para una correcta atención en los servicios funerarios.

→ Conocer la importancia de los diferentes métodos de comunicación con los familiares y dolientes.

1. Introducción

En los servicios funerarios se trabaja con sentimientos; es vital que todo personal funerario desarrolle una especial destreza en las habilidades sociales. Algunas de ellas, como la empatía y la asertividad, serán básicas en el día a día. La comunicación con los familiares y dolientes será de gran importancia para el desarrollo del servicio y para generar un clima de satisfacción, confianza y seguridad en esos momentos tan delicados.

A lo largo de la unidad se analizan las diferentes formas y técnicas de comunicación para la prestación de un servicio funerario, así como las habilidades sociales básicas para una atención de calidad en los servicios.

Para ilustrar todos estos conceptos usaremos como ejemplo el caso de Marta, una mujer de 50 años que, tras querer renovarse en su profesión, decidió dar el paso de convertir su vocación en realidad y formarse profesionalmente para trabajar en una funeraria. Tras acabar su formación, consiguió una entrevista de trabajo y actualmente es empleada en una funeraria con un alto volumen de trabajo. Todos los días tiene que lidiar con diferentes situaciones y casos que la llevarán a utilizar todas estas habilidades.

2. Empatía y asertividad

☞ HILO CONDUCTOR

Marta, como cada día, entra a trabajar a la funeraria. Esta semana le toca trabajar en turno de tarde, así que a las 15:00 h ya se encuentra preparada para empezar su jornada laboral. Su compañero de relevo le comenta que tienen en sala una familia bastante afectada y que requieren de una comunicación asertiva y empática.

- -

Dominar las técnicas de la comunicación y las habilidades sociales es básico para obtener a lo largo de la vida unas relaciones sociales, familiares, sentimentales o profesionales de la manera más sana. A su vez, también nos proporcionan recursos hábiles en la resolución de conflictos, participación en conversaciones, situaciones complejas y el manejo de las emociones.

En los servicios funerarios la comunicación desempeña un papel fundamental. En muchas ocasiones los familiares y dolientes que necesitan de nuestros servicios pueden encontrarse en una situación de *shock* emocional y ello dificultará la comunicación. En ese momento serán de máxima importancia aptitudes de comunicación efectiva y una serie de actitudes correctas por parte del personal funerario.

Algunas de ellas son:

- Asertividad
- Empatía
- Escucha activa
- Respeto
- Amabilidad
- Comprensión
- Contacto visual
- Inteligencia emocional

En los servicios funerarios destacarían dos de ellas como básicas, teniendo que estar siempre presentes en toda comunicación:

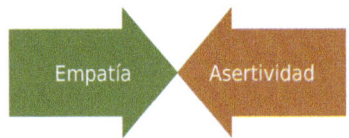

2.1. Principios básicos

Tal y como se ha comentado, la empatía y la asertividad son aptitudes especialmente importantes en la comunicación cuando se trata de un servicio tan delicado como el funerario. Pero ¿qué es la empatía? ¿Qué es la asertividad?

Asertividad

El concepto de asertividad hace referencia a la capacidad de comunicar a las personas que nos rodean nuestros sentimientos y necesidades, pero evitando herir y ofender a los demás.

La definición de *asertividad* consiste en una capacidad social en la que aprendemos a expresar nuestros sentimientos, emociones, descubrimos la manera de respetarnos a nosotros mismos, pero sin actuar de manera agresiva.

Por ende, el significado de *asertivo* o *asertiva* es la persona que utiliza la asertividad para comunicarse; es decir, su conducta se basa en el respeto, tanto hacia los demás como hacia él mismo o ella misma.

Hay quien considera que *asertividad* y *habilidades sociales* son términos sinónimos. Pero es importante tener en cuenta que la asertividad es solo una parte de las habilidades sociales, aquella que reúne las conductas y pensamientos que nos permiten defender los derechos de cada uno sin agredir ni ser agredido.

Podemos diferenciar tres tipos de conductas dentro de la comunicación:

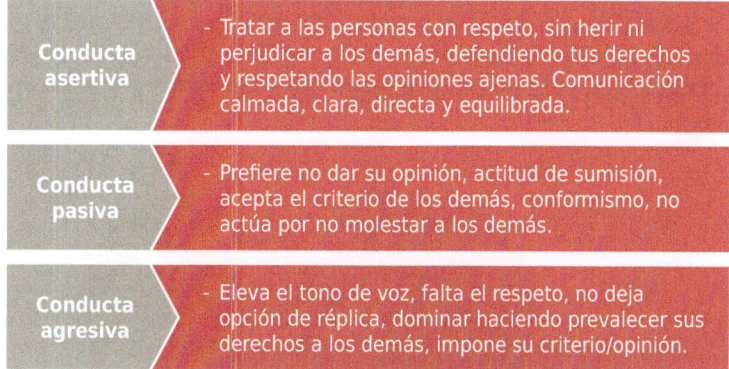

Conducta asertiva
- Tratar a las personas con respeto, sin herir ni perjudicar a los demás, defendiendo tus derechos y respetando las opiniones ajenas. Comunicación calmada, clara, directa y equilibrada.

Conducta pasiva
- Prefiere no dar su opinión, actitud de sumisión, acepta el criterio de los demás, conformismo, no actúa por no molestar a los demás.

Conducta agresiva
- Eleva el tono de voz, falta el respeto, no deja opción de réplica, dominar haciendo prevalecer sus derechos a los demás, impone su criterio/opinión.

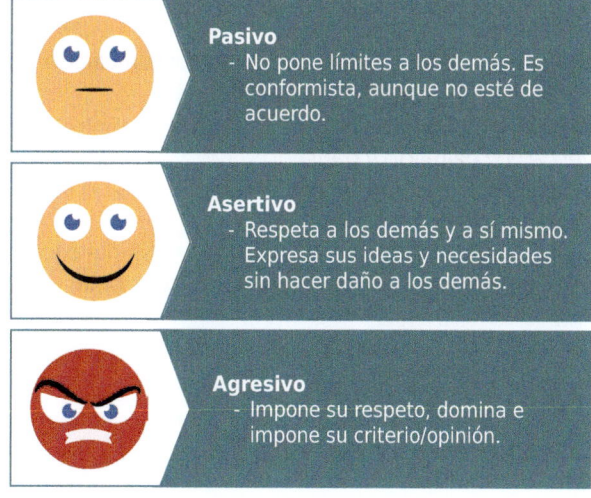

Pasivo
- No pone límites a los demás. Es conformista, aunque no esté de acuerdo.

Asertivo
- Respeta a los demás y a sí mismo. Expresa sus ideas y necesidades sin hacer daño a los demás.

Agresivo
- Impone su respeto, domina e impone su criterio/opinión.

Vamos a trasladar y definir con más detalle este tipo de conductas a la comunicación en los servicios funerarios.

Comunicación asertiva

En la comunicación asertiva se trata de que ambas partes queden satisfechas.

En los servicios funerarios nos podemos encontrar situaciones en las que los familiares, debido a su estado emocional o por desconocimiento, pueden perder la perspectiva o sentirse desorientados.

En ese momento, el profesional funerario es quien debe guiar y aconsejar con asertividad lo más recomendable para un adecuado servicio funerario personalizado. Siendo siempre prioritario el respeto a las últimas voluntades y teniendo en cuenta las peticiones familiares, pero también ajustándose a la realidad y las normas. Siempre argumentando con profesionalidad y conocimiento el porqué de nuestra recomendación o nuestras pautas que seguir.

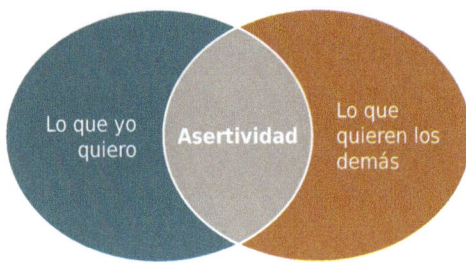

¿Qué técnicas podemos utilizar para una comunicación asertiva?

- Contacto visual directo.
- Nivel de voz calmado y pausado.
- No dar nada por sentado, preguntar a la otra persona lo que piensa, lo que siente y lo que quiere.
- Exponer en primera persona cómo uno se siente o lo que uno piensa.
- Dar la razón o simplemente no negar ni confrontar una crítica.

NOTA

La familia doliente se encontrará desorientada y con total desconocimiento sobre los pasos que seguir. Es importante que tengan una buena sensación con el servicio y con el trato funerario; ello contribuirá de manera satisfactoria a su proceso de duelo.

Comunicación pasiva

En la comunicación pasiva nos encontramos en una conversación en la que el escaso *feedback* será evidente.

El interviniente pasivo no expresa claramente sus opiniones, deseos o necesidades. En este tipo de interacción, una persona puede adoptar un enfoque más conciliador o sumiso, evitando el conflicto y permitiendo que otros tomen decisiones.

En un servicio funerario este tipo de situaciones las podemos encontrar más habitualmente de lo esperado. Más concretamente en el momento de realizar la contratación del servicio. El personal encargado de dicha gestión deberá reunirse con los familiares y tendrán que tomar decisiones importantes relativas a la persona fallecida y a la organización de todo el rito funerario de despedida.

Algunos de ellos, debido a su estado psicológico, se pueden sentir abrumados por tantas decisiones y es habitual que adopten una actitud pasiva, dejando en manos del personal la toma de algunas decisiones.

En el caso de familiares con varios intervinientes, pueden dejar la toma de decisiones en manos de sus respectivos familiares.

CONSEJO

Siempre será lo más acertado hacerle sentir al doliente pasivo que se cuenta con su opinión y que no se sienta excluido en la toma de decisiones.

Comunicación agresiva

En la comunicación agresiva, una persona expresa sus pensamientos, sentimientos o necesidades de una manera que puede resultar hostil, despectiva o dominante hacia su interlocutor. Este tipo de comunicación puede generar conflictos y un ambiente de tensión.

Las comunicaciones agresivas se pueden caracterizar por:

- Tonos de voz altos y contundentes.
- Interrupciones en la conversación, cortando la palabra y no dejando a los demás expresar sus ideas.
- Falta de escucha, menospreciando o ignorando lo que otros dicen, centrándose solo en sus propias necesidades.
- Descalificaciones sin importar los sentimientos de otros.

Pueden intervenir muchos factores psicológicos por los cuales en un servicio funerario nos podemos encontrar en una situación de comunicación agresiva.

Un familiar en una situación de tener que lidiar con un fallecimiento traumático puede ser una de ellas o una insatisfacción por algún fallo cometido por parte de la funeraria. Las emociones intensas pueden incluir ira, malestar, tristeza, confusión o agresividad.

El personal funerario debe ser totalmente consciente de esos estados psicológicos y no tomárselos como algo personal ni dejar que ello derive en un conflicto.

Para ello, podemos poner en práctica una serie de pautas y actuaciones que nos ayudarán a lidiar en esas situaciones, siempre desde la calma y el entendimiento:

Atender
- Atiende a la persona sin tener en cuenta su comunicación agresiva y con asertividad, escuchando al otro antes de responder por impulso.

Ofrecer privacidad
- Préstale atención de manera individual, invitándole a una zona tranquila donde poder tener más privacidad.

Continúa en página siguiente >>

<< Viene de página anterior

Empatizar
- Deja expresar a la persona y que explique cuál es el motivo de su malestar o de su disconformidad. Presta toda tu atención cuando te responda y entiende su malestar.

Colaborar
- Colabora en la gestión de sus necesidades. Si ha habido una solución al problema es importante que quede bien detallada.

Compromiso
- El compromiso puede ser eficiente y efectivo cuando el personal se involucra en resolver y atender a la persona.

Seguimiento
- Asegúrate de que todo lo anterior ha sido efectivo y que la persona está totalmente satisfecha y que se han cubierto sus necesidades.

 IMPORTANTE

No te tomes una conducta o una comunicación agresiva como algo personal. Es una reacción fruto de un estado momentáneo de malestar o emociones intensas. Es el mejor momento para utilizar nuestra asertividad como profesionales funerarios.

Empatía

La *empatía* es la capacidad de entender y compartir los sentimientos de otra persona.

Es la habilidad de ponerse en el lugar del otro, comprender sus emociones y reaccionar de forma compasiva. Nos permite conectar con los demás, ser conscientes de sus necesidades y actuar de manera solidaria.

La empatía implica la capacidad de percibir el mundo desde la perspectiva de los demás, sin prejuicios ni juicios, y responder de manera sensible y respetuosa.

Es un componente fundamental en el sector funerario, ya que nos ayuda a establecer conexión emocional, fomentar la comprensión mutua y brindar apoyo a los demás. De esta manera podremos realizar un trabajo de calidad y satisfactorio.

Ello no supone necesariamente compartir las mismas opiniones y argumentos que justifiquen el estado o reacción que expresa la otra persona.

Ni siquiera significa estar de acuerdo con él. La empatía está referida entre otras cosas a la escucha activa, la comprensión y el apoyo emocional.

Haciendo traslado de la empatía a nuestro sector, el tipo de empatía que usaremos como recurso para desenvolvernos en nuestro trabajo será de tipo cognitivo.

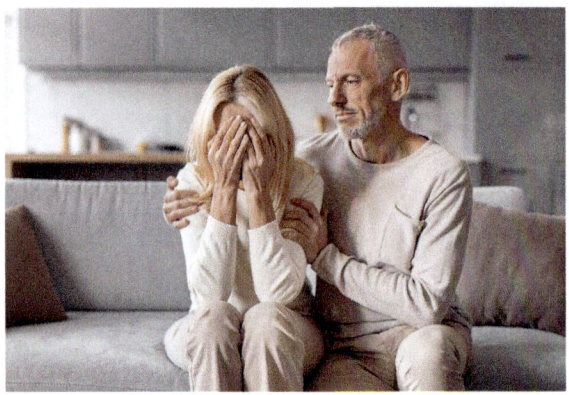

Gesto de apoyo emocional y empatía

La *empatía cognitiva* se refiere a la habilidad para entender las emociones y pensamientos de los demás, es más analítica y se basa en la comprensión intelectual de la situación de la otra persona.

La empatía es fundamental en todo tipo de relaciones, ya que fomenta una comunicación abierta y una mayor comprensión. Juega un papel crucial en la resolución de conflictos y favorece un entorno compasivo y solidario.

Sin embargo, es importante también establecer límites, ya que la sobrecarga emocional en el día a día en nuestro sector puede llevar al agotamiento.

¿Qué necesito o debo hacer para ser más empático en mi vida personal o profesional?

1. **Saber escuchar:** presta atención a lo que explica o argumenta la otra persona y no interrumpas el discurso verbal. Mantente interesado por lo que la otra persona te está comunicando, realiza *feedback* a modo de interés por tu parte: mirar directamente a los ojos y realizar expresiones no verbales a modo de comprensión hacia el mensaje que te están transmitiendo ayudará a demostrar empatía.
2. **Interpretar las señales no verbales:** comprende los mensajes transmitidos de carácter paralingüístico, tales como la entonación, el tiempo de respuesta, el volumen, etc.
3. **Mostrar interés**: es necesario mostrar interés preguntando detalles sobre el contenido de la conversación.
4. **Mostrar comprensión:** existen algunas frases que nos ayudan a mostrar comprensión, como por ejemplo: "Entiendo tu postura", "Dentro de la situación es normal que actúes así", "Puedo imaginarme cómo te sientes", "Es dura tu situación". Siempre se debe mostrar un entendimiento y refuerzo en positivo a los sentimientos de la otra persona y nunca juzgar el comportamiento ni las emociones. Si confían en nosotros para desahogarse y mostrar sus emociones, lo que menos necesitará la otra persona es sentirse juzgada o escuchar respuestas en negativo.
5. **Prestar ayuda emocional si es necesario:** debemos estar atentos a la ayuda que pueda necesitar la persona y no dudar en ofrecérsela. Muchas veces la mejor ayuda es estar al lado de ella y dejar que pueda desahogarse y sentir que la escuchamos activamente cuando lo necesite.

 IMPORTANTE

No debemos exceder los límites de la empatía dejando que nos afecte en exceso, ya que la gran carga emocional diaria nos impediría realizar nuestro trabajo.

- -

 ACTIVIDAD COMPLEMENTARIA

1. Realiza una búsqueda por internet y elabora una lista con otras acciones que se pueden realizar para cultivar la empatía.

- -

2.2. Escucha activa

La *escucha activa* es una habilidad de comunicación que implica prestar completa atención a la otra persona durante una conversación.

No se trata simplemente de oír las palabras que se dicen, sino de comprender el significado detrás de ellas, captar las emociones y demostrar un interés genuino en lo que el otro está expresando.

Al practicar la escucha activa, se evitan las distracciones y se concentra toda la atención en la persona que está hablando.

Esto implica hacer contacto visual, prestar atención a los gestos y expresiones corporales, así como también demostrar interés a través de respuestas verbales, como el uso de preguntas para aclarar y confirmar la comprensión.

La escucha activa busca establecer una comunicación efectiva y fomentar la empatía y la comprensión mutua. Al practicar esta habilidad, se fortalecen las relaciones y se promueve un ambiente de confianza y respeto.

El profesional funerario que lo practica de forma empática escucha con atención a la persona que se encuentra en una situación de nerviosismo, ansiedad, estrés o crisis, se pone en su lugar para poder captar el significado que le están transmitiendo y así poder valorar de una manera objetiva sus necesidades.

Algunas pautas para llevar a cabo una escucha activa exitosa:

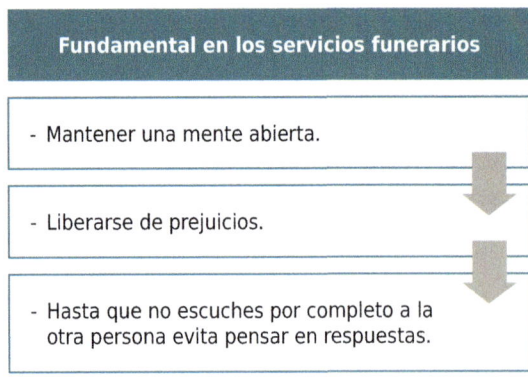

Fundamental en los servicios funerarios

- Mantener una mente abierta.

- Liberarse de prejuicios.

- Hasta que no escuches por completo a la otra persona evita pensar en respuestas.

Continúa en página siguiente >>

<< Viene de página anterior

- Enfoca toda tu atención en la persona que está hablando.

- No te distraigas con objetos (teléfono móvil, televisión, etc.).

- Escucha las frases completas, no solo palabras aisladas, dado que se podría malinterpretar el mensaje.

- Mantén un contacto visual directo y activo.

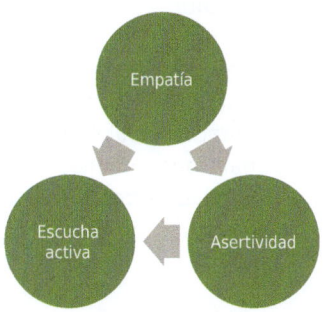

IMPORTANTE

Escuchar no es lo mismo que oír. Escuchar es mucho más, es poner atención y querer comprender. Una persona puede oír, pero no escuchar.

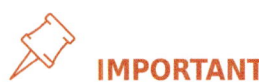

APLICACIÓN PRÁCTICA

Supongamos que te encuentras trabajando en la recepción de un ta-natorio y te viene un familiar disgustado y muy enfadado alzando la

Continúa en página siguiente >>

<< Viene de página anterior

voz. Te comenta que se ha redactado mal la esquela: el nombre de su familiar está mal escrito.

1. ¿Qué tipo de comunicación está utilizando el familiar?
2. ¿Qué tipo de comunicación y conducta debo utilizar yo?
3. ¿Cómo debo reaccionar?

SOLUCIÓN

El familiar enfadado está disgustado y, por su tono de voz alto, analizo que está utilizando una conducta y una comunicación agresivas.

Para proporcionar privacidad y atención voy a trasladarlo a una sala donde poder conversar con él y así poder prestarle toda mi atención y hacerle que se sienta atendido individualmente.

Pondré en práctica todas mis habilidades sociales, como la asertividad, la empatía y la escucha activa, para una correcta comunicación positiva y evitar un conflicto mayor. Con un contacto visual directo tomaré muy en cuenta el motivo de su enfado y le trasladaré que entiendo su malestar y que en ese mismo momento voy a ocuparme de ese error y buscar una solución.

---

3. Comunicación presencial

HILO CONDUCTOR

Marta lee la planificación de trabajo para la jornada de tarde y tiene programada una cita presencial con una familia a las 18:00 h. Esta familia estuvo el día anterior en el tanatorio en un servicio de velatorio que acabó como destino final en incineración del fallecido. Deberá preparar ese acto con la máxima discreción y privacidad.

La *comunicación presencial* se refiere a la interacción que se lleva a cabo de manera directa y física entre dos o más personas.

En este tipo de comunicación, los participantes se encuentran presentes en el mismo lugar físico, lo que permite una interacción más inmediata y personal.

Algunos ejemplos de comunicación presencial pueden ser una conversación cara a cara, una reunión de trabajo, una conferencia o una presentación en público.

Durante estas interacciones, se utilizan diferentes formas de comunicación, como el lenguaje verbal (hablar), el lenguaje no verbal (gestos, expresiones faciales, posturas corporales) y la comunicación paraverbal (entonación, ritmo, volumen de la voz).

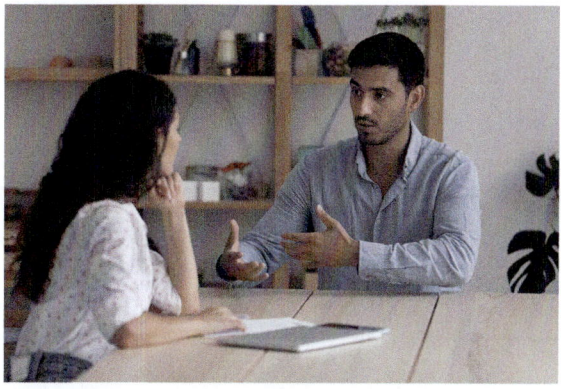

Comunicación presencial entre dos personas

La comunicación presencial tiene una serie de ventajas y desventajas:

Comunicación presencial

Ventajas	Desventajas
- Permite una mayor claridad - Más comprensión de los mensajes - Se pueden captar más pistas no verbales y contextuales - Posibilidad de establecer una conexión emocional más fuerte entre los participantes - Facilita la retroalimentación inmediata - Rapidez de transmisión del mensaje	- Barreras físicas - Necesidad de coordinar horarios - Lugares convenientes - Situación emocional del participante - Disponibilidad de los participantes

Por lo general son más los beneficios de la comunicación presencial que sus desventajas, permitiendo una retroalimentación más eficaz.

3.1. Elementos: objetivos, sujetos y contenidos

¿Sabemos qué es la comunicación? Son actos físicos y psicológicos que sirven para relacionarse y transmitir un mensaje. La comunicación puede ser con una o varias personas y puede realizarse de forma presencial o no presencial. También se puede expresar de forma verbal o no verbal. El que transmite el mensaje se denomina *emisor* y el que lo recibe se denomina *receptor*.

Esquema del proceso de comunicación

Feedback

Emisor	Mensaje	Receptor
- Persona que transmite el mensaje	- Lo que quiere transmitir el emisor	- Quien recibe el mensaje

Canal/Código   Canal/Código

Para el desarrollo de una conversación, intervienen varios elementos participativos en su proceso:

1. **Emisor:** es la persona que transmite el mensaje al receptor. Esta persona elige el contenido, el canal, el código y el objetivo del mensaje.
2. **Canal/código del mensaje:** *canal* se refiere al medio utilizado para transmitir el mensaje. El *código* hace referencia al sistema de signos y normas usados para exponer y comprender los mensajes, por ejemplo: idioma, señales, gestos, código morse, etc. Es importante que tanto el emisor como el receptor entiendan el mismo código.
3. **Receptor:** es la persona que recibe el mensaje transmitido por el emisor.
4. **Mensaje:** lo que se transmite al receptor, ideas, comunicaciones, conocimiento, valores, etc.
5. ***Feedback:*** la respuesta que el receptor transmite al emisor. Puede ser verbal o no verbal.

Para que una comunicación presencial tenga éxito se deberán tener en cuenta varios factores. Entre ellos haremos referencia a los más relevantes en los servicios funerarios:

1. **Contexto:** es la situación en la que se realiza la comunicación. El contexto de comunicación en un servicio funerario está condicionado por una situación muy definida, el fallecimiento.

   Es por ello por lo que en este tipo de situaciones en la mayoría de los casos también interviene el factor emocional en mayor o menor medida. De ello va a depender la interpretación que el receptor dé al mensaje y la comprensión de este.

2. **Entorno:** lugar donde se realiza la conversación; también incluye el ambiente que lo rodea. Depende de qué tipo de comunicación se vaya a realizar y el objetivo de esta; hay que buscar un entorno adecuado a la conversación y la situación.

   No requerirá el mismo entorno una conversación en una situación de reunión con familiares para realizar una entrega de cenizas de la persona fallecida que una entrega de documentación rutinaria.

   En el primer ejemplo, la conversación tendrá más carga emocional y se buscará un entorno de privacidad, tranquilo y sin ruidos, ya que es uno de los momentos más delicados para las familias, como, por ejemplo, una sala privada solo para ese acto.

   Sin embargo, en el segundo caso la conversación será más distendida y la gestión se puede realizar en un entorno más abierto e incluso en la recepción del tanatorio.

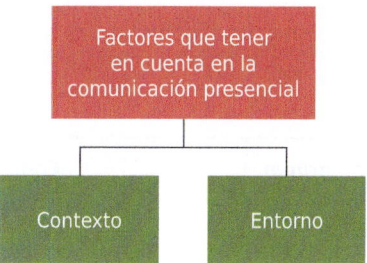

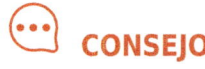 **CONSEJO**

Cuando los familiares dolientes se encuentren en un momento de alta carga emocional, siempre elegiremos para la conversación un lugar privado, sin ruidos y donde se sientan cómodos y seguros.

3.2. Comunicación con una o varias personas: diferencias y dificultades

La comunicación grupal se refiere a la interacción y el intercambio de información que se da dentro de un grupo de personas.

En este tipo de comunicación, se involucran varios individuos que comparten un objetivo, una tarea o un interés común.

La comunicación grupal puede ocurrir de manera formal o informal. En el caso de la comunicación formal, se establecen roles y estructuras definidas para facilitar el flujo de información, como en el caso de reuniones de trabajo, conferencias o debates. Por otro lado, la comunicación informal se da de forma espontánea y sin una estructura predefinida, como en las conversaciones informales entre compañeros de trabajo o amigos.

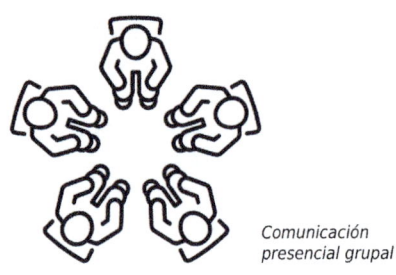

Comunicación presencial grupal

Tanto la comunicación grupal como la individual tienen sus propias ventajas y desventajas.

Comunicación grupal	Comunicación individual
Ventajas	Ventajas
- Posibilidad de generar diferentes ideas. - Soluciones más creativas a partir de la participación de varios individuos. - Intercambio de perspectivas.	- Fácil coordinación. - Privacidad individualizada. - Fluidez de conversación sin interrupciones.
Desventajas	Desventajas
- Necesidad de coordinar horarios con varias personas. - Posibilidad de conflictos o malentendidos. - Dificultad de mantener a todos los participantes comprometidos e involucrados.	- Menos opiniones desde diferentes puntos de vista. - Falta de entendimiento si existen dificultades personales. - Retraso en la toma de decisiones si tienen que consultar con terceros.

ACTIVIDAD COMPLEMENTARIA

2. Realiza dos listas con más opciones de posibles ventajas y desventajas de la comunicación en grupo.
3. Realiza dos listas con más opciones de posibles ventajas y desventajas de la comunicación individual.

Existen otros factores que pueden dificultar la comunicación presencial independientemente del número de participantes en ella. Pueden ser internos (personales, tanto del emisor como del receptor) o externos (ajenos a uno, del entorno).

Como, por ejemplo, en el caso de dificultades externas, algunos de ellos pueden ser los ruidos en el lugar físico de la conversación, temperatura del lugar, espacios demasiado pequeños o grandes, interrupciones, afluencia de personas en el lugar...

Y, en el caso de dificultades internas, nos podríamos encontrar con la elección de un código en la conversación inadecuado, mensaje ambiguo y poco claro, actitud negativa, interpretación incorrecta, falta de escucha activa, falta de *feedback,* bloqueos emocionales...

 **NOTA**

Para una comunicación efectiva presencial asegúrate de que eliges el lugar adecuado, sin ruidos externos, con una temperatura correcta, que no haya posibilidad de que nadie interrumpa, que el mensaje sea claro y que se elija un canal adecuado y adaptado al entendimiento del receptor.

3.3. Comunicación verbal: calidad, formas, etc.

La *expresión verbal* en la comunicación se refiere al uso del lenguaje hablado y las palabras para transmitir ideas, sentimientos o información.

Ello implica la elección de las palabras adecuadas para comunicar un mensaje específico de manera clara y efectiva. Al comunicarnos verbalmente, utilizamos estructuras gramaticales, vocabulario y entonación para transmitir nuestro significado y establecer una conexión con nuestro interlocutor.

Además, la expresión verbal también incluye elementos como la fluidez y la articulación, que nos ayudan a comunicarnos de manera comprensible. La forma en que pronunciamos las palabras, el ritmo y el énfasis que damos a ciertos puntos también pueden afectar al significado y al impacto de nuestra comunicación.

Es importante tener en cuenta que la expresión verbal se ve afectada por varios factores, como la cultura, las experiencias personales y la educación. Estos factores pueden influir en el estilo de comunicación de una persona, su forma de expresarse y la elección de palabras que utiliza.

Podemos dividir la comunicación en tres grupos:

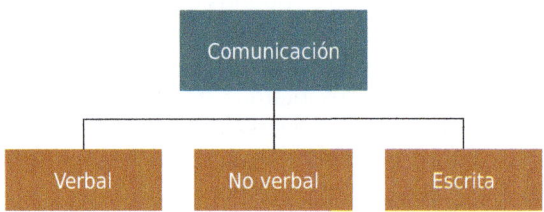

En la comunicación verbal no se trata solo de dialogar, se trata de comprender lo que se está comunicando y determinar cuál es el mensaje que está detrás de las palabras y cuál es el objetivo final de ese mensaje. Lo ideal es saber combinar la comunicación verbal con la no verbal, de esta manera la comunicación puede ser más exitosa y coherente con el mensaje que se quiere transmitir.

Existen algunas habilidades básicas que se necesitan para mantener una comunicación verbal efectiva. Ellas son:

1. Elige las palabras correctas, estudia quién es tu receptor.
2. No seas agresivo, sé condescendiente.
3. Responde con claridad y en específico a lo que te preguntan.
4. No hagas declaraciones contradictorias.
5. Utiliza un tono de voz suave y cálido, transmite empatía y compasión.
6. Adapta el ritmo de habla para que sea adecuado a la situación.

7. Observa pausas y silencios respetuosos; puede permitir que los mensajes sean comprendidos y asimilados de manera adecuada.
8. Controla la respiración, mantenla estable, tranquila; ello ayudará a que nuestra voz suene suave.

Aprender a conversar efectivamente requiere de práctica y paciencia. Es recomendable realizar preguntas para mantener el interés. También transmitir ese interés por tu parte en comprender el mensaje que te están trasladando y que eres participativo en la conversación sin desviar la atención, lo que genera una buena relación y confianza.

Por último, termina la comunicación verbal con respeto, haz una breve pausa y ciérrala con las palabras adecuadas y de manera cordial, resaltando los puntos más importantes con un breve resumen, una frase amable como por ejemplo: "Entonces nos centraremos en llevar a cabo todas las peticiones solicitadas por ustedes y cualquier cosa que quieran modificar o añadir, por favor, hágannoslo saber. Estamos a su disposición para lo que necesiten".

En nuestro sector funerario muchas veces nos vamos a encontrar en la situación de tener que mantener una conversación verbal que sea difícil. Una *conversación difícil* es conversar sobre un tema que resulta incómodo o doloroso. Ello puede deberse a diversas situaciones; la mayoría de las ocasiones puede deberse a familiares en situación de duelo por fallecimientos traumáticos o pérdida de los descendientes, pero también por algún tipo de conflicto.

Es importante que el profesional sepa manejar este tipo de conversaciones. Las estrategias eficaces pueden hacer que este tipo de conversaciones sean más llevaderas.

Una cosa que debes tener en cuenta cuando estés en una conversación difícil es que no puedes controlar a nadie más que a ti mismo en ese momento.

Sería totalmente normal y comprensible que fuese necesario tomarse un momento para recuperarse de dicha conversación, como, por ejemplo, tomar unos segundos para beber un vaso de agua y también ofrecerles a los demás; sería un buen recurso para una pausa.

Cuando las emociones son intensas puede ser difícil concentrarse en escuchar a alguien más.

El primer paso para manejar una conversación verbal difícil es prepararse mentalmente.

A continuación, se detallan las pautas que seguir en una conversación verbal difícil:

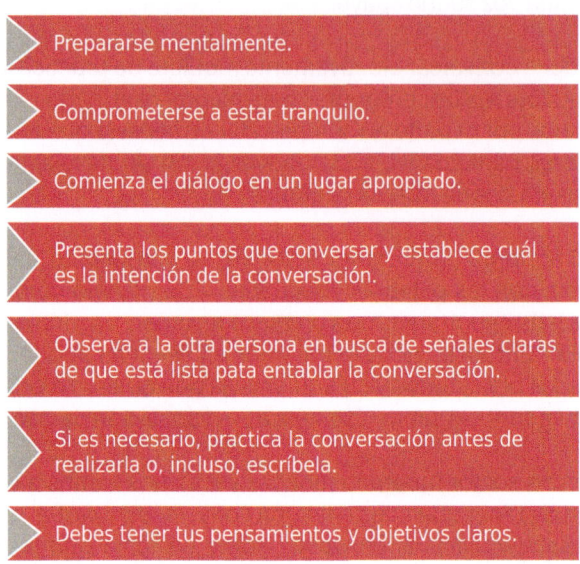

Prepararse mentalmente.

Comprometerse a estar tranquilo.

Comienza el diálogo en un lugar apropiado.

Presenta los puntos que conversar y establece cuál es la intención de la conversación.

Observa a la otra persona en busca de señales claras de que está lista pata entablar la conversación.

Si es necesario, practica la conversación antes de realizarla o, incluso, escríbela.

Debes tener tus pensamientos y objetivos claros.

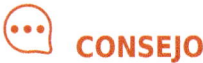

CONSEJO

Pregunta a la otra persona cuál es su perspectiva o lo que opina sobre las diferentes opciones que se plantean y luego presta toda tu atención cuando te responda.

ACTIVIDAD COMPLEMENTARIA

4. Investiga sobre cómo controlar el tono de voz y la articulación en la conversación.
5. Redacta un párrafo de 5 líneas y verbalízalo en voz alta con diferentes tonos y articulaciones.

En los servicios funerarios, la expresión verbal adquiere una importancia significativa en la comunicación con los familiares y personas cercanas del fallecido. A través de las palabras, es posible brindar consuelo, apoyo y transmitir el respeto y la empatía necesarios en esos momentos difíciles.

Es fundamental que las expresiones verbales en los servicios funerarios sean respetuosas, sensibles y consideradas.

Cada persona puede tener diferentes creencias y formas de procesar el duelo, por lo que es importante ser cuidadosos con las palabras que utilizamos y evitar comentarios inapropiados o insensibles.

Los mensajes que transmitir deberán ser cortos y claros, de lo contrario se podría complicar la comprensión.

Por la situación de duelo en la que se encuentran, muchas veces nos encontraremos en la situación de tener que tratar con los familiares y seres queridos que pueden encontrarse en diferentes estados psicológicos. Ello conlleva que en ocasiones sea difícil la comunicación verbal.

Será imprescindible tener capacidades de paciencia y comprensión.

3.4. Comunicación no verbal

La *comunicación no verbal* se refiere a la forma en que nos expresamos y enviamos mensajes sin el uso de palabras. Incluye gestos, expresión facial, postura corporal, contacto visual, proximidad física y otros elementos visuales y auditivos.

Contacto visual	- Mantener el contacto visual con las personas durante las interacciones puede demostrar atención y escucha activa. Esto implica evitar distracciones y mirar directamente a los ojos de los presentes, lo que puede ayudar a establecer una conexión emocional.
Postura corporal	- Mantener una postura abierta y relajada, inclinándose hacia adelante para mostrar interés y cercanía, y evitando cruces de brazos o posturas defensivas, puede generar un ambiente comunicativo y acogedor.

Continúa en página siguiente >>

<< Viene de página anterior

| Gestos corporales | - Un *gesto* es un movimiento corporal propio de las articulaciones. Existen diferentes tipos de gestos, aunque principalmente se realizan con las manos, brazos y cabeza. Se utilizan para mostrar énfasis en lo que se quiere exponer, afirmar, negar o simplemente mostrar interés. |

En una conversación se debe prestar especial atención al lenguaje no verbal, ya que ella da mucha información de la persona, del mensaje, de la comprensión del receptor, de lo que se piensa, se siente y de las personas en general.

La comunicación no verbal es indispensable en todo tipo de acto comunicativo y se expresa casi de manera inconsciente e incontrolable. Aunque se puede entrenar y aprender a transmitir de manera intencionada para transmitir sensaciones y emociones.

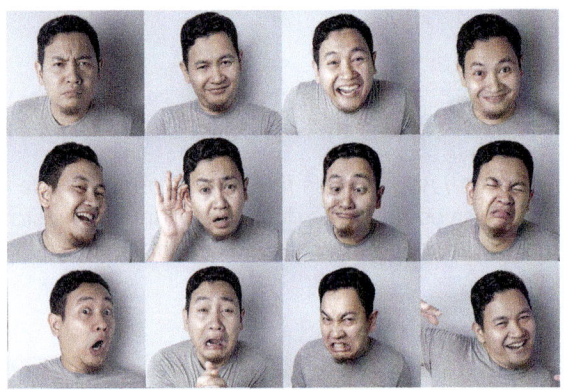

Ejemplo de expresiones faciales

Además de la expresión verbal, la comunicación no verbal también juega un papel crucial en los servicios funerarios. El lenguaje corporal, la expresión facial y los gestos pueden transmitir empatía, compasión y apoyo emocional.

La combinación de ambas formas de comunicación puede ayudar a crear un ambiente de respeto y consuelo en los servicios funerarios.

La comunicación no verbal es complementaria a la expresión verbal y ayuda a establecer un ambiente de apoyo y respeto. Ambas formas de comunicación son esenciales para transmitir un mensaje empático y brindar consuelo a quienes están pasando por un proceso de duelo.

Algunas pautas que seguir en la comunicación no verbal son:

- ⮫ **Expresión facial:** mostrar una expresión facial compasiva y de apoyo puede transmitir empatía y preocupación por el dolor de los demás.
- ⮫ **Contacto visual:** en este tipo de situaciones resulta muy molesto para los dolientes sentirse observados. Solo mantendremos el contacto visual cuando se dirijan directamente a nosotros o tengamos que mantener una conversación.
- ⮫ **Postura corporal:** mantener una postura abierta y relajada, pero con seriedad y respeto, evitando cruces de brazos o posturas defensivas.
- ⮫ **Evitar balanceos hacia delante o los lados:** cuando se produce un balanceo hacia delante y hacia atrás nos indica que la persona está impaciente, incómoda o ansiosa. El balanceo es un movimiento estimulante que reduce la ansiedad, pero nos hace perder la concentración de lo que nos cuentan. Daremos sensación de inseguridad o aburrimiento.
- ⮫ **Respetar el espacio vital:** dependiendo de la cultura y costumbre de cada país, el espacio vital (zona que establece el margen de seguridad entre nuestro cuerpo y el resto del mundo) es de distinto tamaño. La persona que invade el espacio vital de otra demuestra una actitud de cierta superioridad. El espacio vital es la zona de seguridad de cada persona; es por ello por lo que, al ser invadido, la persona se puede sentir molesta e intimidada. La persona intimidada reaccionará retrocediendo para volver a recuperar su espacio vital.
- ⮫ **Los gestos corporales:** gesticular en exceso puede causar nerviosismo. Los dolientes necesitarán calma y sentirse en un espacio seguro. Evitaremos mover las manos y los brazos en exceso.

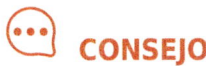

CONSEJO

Es importante tener presente la distancia vital de cada persona en una conversación para que el receptor no se pueda sentir intimidado. La distancia adecuada recomendada sería de un metro.

- -

Durante el servicio funerario, es común que los familiares quieran compartir con nosotros palabras que describan y honren la vida del fallecido; pueden narrar anécdotas, destacar cualidades positivas y resaltar los logros del ser querido que ha partido.

Estas palabras ayudan a recordar y celebrar su vida, a la misma vez que alivian el dolor. Los profesionales funerarios pondremos en práctica más que nunca la escucha activa y la comunicación no verbal.

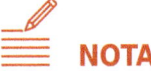 **NOTA**

Una leve sonrisa será de gran ayuda si queremos mostrar empatía y calidez a los dolientes.

 ACTIVIDAD COMPLEMENTARIA

6. Ejercicio de captación de emociones. Mira atentamente este video y anota todas las sensaciones y lo que te transmite el protagonista solo con su comunicación no verbal.

https://redirectoronline.com/mf20080101

7. Haz una reflexión sobre lo que transmite cada expresión y cada uno de los gestos que has visualizado en el video y lo que te han transmitido.

4. Comunicación no presencial

☞ HILO CONDUCTOR

Marta tiene registrado en su agenda diaria de trabajo una acción en específico.

Tiene que comunicar a una familia que ya pueden acercarse a la funeraria a recoger la documentación que le habían encargado realizar. Marta se prepara para hacer esa llamada, teniendo muy claro el objeto de la misma. Se dirige a una oficina tranquila y sin ruidos, se sienta correctamente y tendrá a mano la información del contacto al que llamará, la documentación que entregar por si necesita de alguna información sobre ella, un papel en blanco, un bolígrafo para anotar cualquier información que se precise y la agenda para anotar la cita concertada con la familia.

- -

La comunicación no presencial se refiere a toda comunicación que no requiere estar de forma presente en la comunicación del mensaje. Es decir, emisor y receptor no están en el mismo lugar ni se ven en cuerpo presente.

Existen diferentes canales de transmisión para una comunicación no presencial, diferenciándose en verbales o escritas.

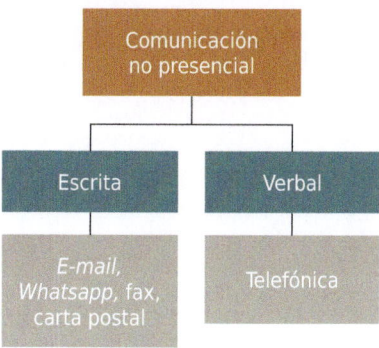

Será de gran importancia centrarnos en varios aspectos para lograr una transmisión del mensaje correcta y efectiva, ya que el cliente no ve nuestros gestos y no recibe información de nuestra comunicación no verbal.

4.1. Modelos de comunicación telefónica

El lenguaje verbal y el tono de voz en una conversación telefónica transmitirán directamente al receptor una imagen sobre nosotros, aunque nunca nos haya visto personalmente.

La actitud que mantengamos ante una conversación telefónica se reflejará en una postura corporal que, a su vez, influirá en nuestra voz.

En toda comunicación se buscan dos objetivos: que sea efectiva y que ambas partes concluyan con la misma idea de lo tratado. También buscaremos que la conversación tenga lugar en una atmósfera agradable, en la que el interlocutor se sienta en todo momento acompañado, logrando así generar en él expectativas positivas que le inviten a volver a contactar con nosotros.

En cualquier empresa, la comunicación telefónica es una herramienta de comunicación básica. Los clientes pueden recurrir a ella por diferentes motivos y beneficios.

Por ejemplo, tres elementos que busca un cliente con la atención vía telefónica son:

Solicitar información
- De productos, de servicios, horarios, costes. El cliente en estos casos necesita ampliar la información y resolver dudas.

Resolver problemas
- Reclamaciones, devoluciones, desperfectos, quejas. En este punto es imprescindible aportar una solución rápida y eficaz que le dé tranquilidad al cliente.

Ahorrar tiempo
- El cliente quiere recibir una comunicación rápida, sencilla y eficiente.

4.2. Expresión verbal a través del teléfono

En la expresión verbal telefónica se prestará atención a ciertos elementos relacionados con la emisión del mensaje, tal y como también se hace referencia a ellos en la comunicación verbal presencial:

1. **Entonación:** hace referencia a la modulación con la que se emite el mensaje y por la que se reflejan actitudes o estados de ánimo al receptor. Para poder captar la atención del receptor es importante evitar la monotonía y transmitir amabilidad y dinamismo.
2. **Velocidad:** puesto que al teléfono existe mayor probabilidad de no entender un mensaje, es importante hablar más lento de lo que se suele hacer en la comunicación verbal presencial.
3. **Volumen:** se refiere a la intensidad con la que se pronuncia el mensaje. Por ello, es necesario que sea un volumen normal. De esta forma, para situaciones de acogida o despedida, el tono ha de ser cálido; en situaciones de queja, ha de ser tranquilo.
4. **Articulación:** la articulación de las palabras hace que estas sean comprensibles. Pronunciar las palabras adecuadamente para hacer distinguir los diferentes sonidos incrementa la probabilidad de entender perfectamente el mensaje.

 ACTIVIDAD COMPLEMENTARIA

8. Visualiza atentamente el siguiente video para aprender más sobre la articulación, el volumen y la rapidez de la palabra:

https://redirectoronline.com/mf20080102

9. Escribe una lista con tres palabras que te resulten complicadas de pronunciar y, según las instrucciones del video, repite cada una de ellas varias veces pronunciándolas con diferente volumen, rapidez y articulación.

NOTA

La escucha activa juega un papel importante en la conversación telefónica. Escuchar con atención sin interrumpir nos ayuda a comprender y a tener una conversación más fluida con éxito.

Realizar preguntas en la conversación es una muestra de atención y ayuda a la comprensión de esta. Siempre deben realizarse de una manera correcta y respetuosa.

Se puede utilizar la técnica de preguntas abiertas y cerradas para obtener información. Las preguntas abiertas dejan que la otra persona se exprese más ampliamente y las preguntas cerradas sirven para obtener una información clara y específica.

Peguntas cerradas	Preguntas abiertas
Una pregunta cerrada es aquella que puede ser respondida con un simple "sí" o "no" o con una opción limitada de respuestas. No permite una respuesta detallada o que brinde mayor información. Las preguntas cerradas suelen comenzar con palabras como "¿es?", "¿tienes?", "¿has?", "¿quieres?". Son útiles cuando se busca obtener información de manera rápida y directa.	Una pregunta abierta es aquella que no se puede responder simplemente con un "sí" o un "no", sino que requiere una respuesta más detallada o de mayor extensión. Este tipo de preguntas permiten a la persona que responde expresar sus opiniones, ideas o experiencias más ampliamente. Las preguntas abiertas suelen comenzar con palabras como "¿cómo?", "¿qué?", "¿por qué?".

4.3. Comunicación no verbal: la sonrisa telefónica

La sonrisa al teléfono es importante y, aunque se piense que no se nota, ocurre todo lo contrario. Además, el uso de la sonrisa hace que la persona emita el mensaje de forma amable y positiva.

Cuando hablamos de *sonrisa telefónica,* nos referimos literalmente a esta como elemento perceptible a través del teléfono, y se hace entender como una predisposición a la ayuda. Refleja una actitud positiva, marcando la conversación con un carácter cordial, amable y de interés, que el interlocutor percibirá y predispondrá a que la respuesta se dé en el mismo tono.

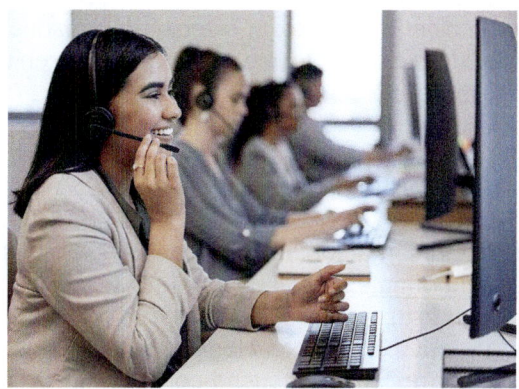

Sonrisa en una conversación telefónica

Desde el principio de una conversación, la sonrisa potencia la creación de un buen clima de conversación, dejando en el interlocutor una buena impresión a la hora de responder y creando efectos beneficiosos, como una buena predisposición por parte del interlocutor a la hora de responder y contando con su escucha activa.

La sonrisa telefónica siempre será un buen recurso incluso a la hora de recibir llamadas sobre quejas o reclamaciones.

Cuando no se utiliza este recurso es claramente notorio e incluso la sensación que se transmite es de falta de interés, creando un clima de conversación no agradable.

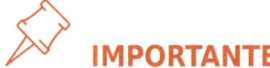

IMPORTANTE

En todo momento debemos ser conscientes del entorno en el que estamos, una empresa funeraria. La sonrisa no debe ser exagerada, tan solo cordial y amable.

4.4. Reglas de la comunicación telefónica

Toda empresa tiene marcado un protocolo de actuación para cada situación y gestión empresarial. El personal debe saber perfectamente el funcionamiento de dicho protocolo. El manejo de llamadas telefónicas también estará regulado por un protocolo que seguir tanto en la recepción de ellas como en su realización.

De manera general, algunas pautas que incluyen las empresas en sus protocolos que seguir en la comunicación telefónica son:

1. **Saludo y presentación:** tanto al contestar una llamada como al realizarla, es importante saludar cortésmente y presentarse de manera clara, mencionando tu nombre y el nombre de la empresa.
2. **Escucha activa:** presta atención a lo que la otra persona está diciendo y evita interrupciones. Escucha con empatía y muestra interés en la conversación.
3. **Habla claramente:** asegúrate de hablar de manera clara y en un tono adecuado. Evita el uso de jergas o términos técnicos.
4. **Domina la expresión verbal:** utiliza un lenguaje adecuado y respetuoso. Evita comentarios ofensivos o inapropiados. Además, modula tu voz y utiliza un tono amigable y profesional.
5. **Cortesía y amabilidad:** muestra respeto y cortesía en todo momento. Utiliza frases como "por favor", "gracias" y "disculpe" cuando sea necesario. Evita discutir o ser grosero, incluso si se enfrenta una situación conflictiva.
6. **Paciencia:** si la persona al otro lado de la línea está confundida o tiene dificultades, sé paciente y brinda el tiempo necesario para que se expresen y comprendas sus necesidades.
7. **Buena gestión del tiempo:** trata de ser eficiente en tus respuestas y evita que las llamadas se extiendan innecesariamente. Si necesitas realizar una transferencia de llamada o consultar algo, avisa a la persona y pide permiso antes de hacerlo.
8. **Despedida y cierre:** al finalizar la llamada, agradece a la persona por su tiempo y despídete de manera cortés. Si es necesario, ofrece información adicional o indica el siguiente paso que seguir para que quede bien definido.
9. **Después de la llamada:** realiza el seguimiento de la llamada y, si es preciso, informa de esta a quien sea necesario.

Tanto si se tiene que realizar la llamada como si hay que contestarla, es importante seguir las normas de cortesía y protocolo, ya que la sensación que reciba el cliente influirá directamente en la imagen y eficiencia de la empresa.

Estas son pautas generales y cada empresa o situación pueden tener sus propias directrices para la comunicación telefónica.

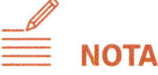

NOTA

Antes de realizar la llamada prepara los materiales que te puedan hacer falta para tomar apuntes, buscar información o archivos, documentos, etc.

ACTIVIDAD COMPLEMENTARIA

10. Realiza una lista con pequeños trucos que te pueden ayudar para el buen desarrollo de una llamada telefónica.

4.5. Comunicación escrita (cartas, faxes, correo electrónico: elementos clave)

La comunicación escrita tiene una serie de características que hay que tener en cuenta. El receptor no ve la expresión verbal del emisor y tampoco escucha su voz. Esto puede dificultar la comprensión del mensaje, ya que pueden malinterpretarse el tono, la expresión y su finalidad.

Es por ello por lo que en este tipo de comunicación los escritos deben ser correctamente elaborados y verificados, así nos aseguraremos de que el mensaje está en consonancia con lo que se quiere transmitir o informar.

En este tipo de comunicación no tiene por qué existir una respuesta *(feedback)* y, si existiera, no tiene por qué ser inmediata.

Antes de decidirse por esta vía de comunicación se debe asegurar que el receptor del mensaje disponga del mismo canal para su recepción, por ejemplo: si la comunicación se va a mandar por carta postal, nos aseguraremos de que la dirección es correcta; si decidimos mandar un *e-mail* nos aseguraremos de que el *e-mail* de la persona receptora es correcto o que lo tenga en activo; si la comunicación queremos realizarla por *WhatsApp* debemos asegurarnos de que la otra persona no tiene dificultades para recibirlo o de que disponga de dicho canal.

Este tipo de dificultades suelen presentarse cuando tratamos con clientes de cierta edad, pues las comunicaciones telemáticas y digitales les pueden resultar un tanto complejas.

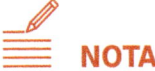

NOTA

Debemos dar siempre la opción de comunicación adaptada al cliente y sus necesidades.

A continuación, se enumeran las pautas que seguir para que un mensaje escrito sea eficaz:

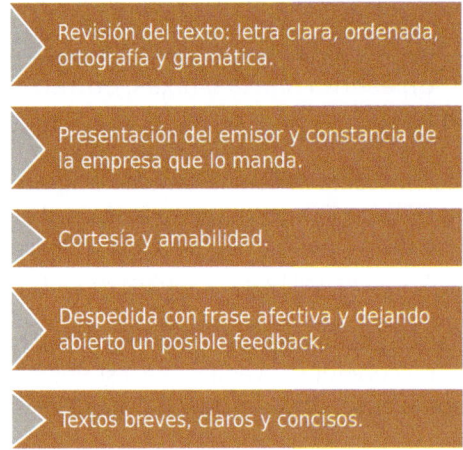

- Revisión del texto: letra clara, ordenada, ortografía y gramática.
- Presentación del emisor y constancia de la empresa que lo manda.
- Cortesía y amabilidad.
- Despedida con frase afectiva y dejando abierto un posible feedback.
- Textos breves, claros y concisos.

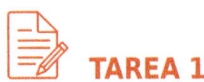

TAREA 1

Te encuentras en la recepción de la funeraria de tu localidad, llamada Pompas Fúnebres Azul, y llaman por teléfono. Es una señora, la cual te transmite que

Continúa en página siguiente >>

<< Viene de página anterior

su padre está en la unidad hospitalaria de paliativos y que su fallecimiento será en las próximas semanas. Necesita un presupuesto funerario para la realización de todo el servicio funerario. La señora no se puede ir del hospital y te pide dicho presupuesto por *e-mail*. ¿Cómo respondes al teléfono? ¿Cómo redactas ese *e-mail*?

5. Resumen

Existen muchas formas de comunicación y técnicas para lograr una comunicación próspera y efectiva y para ello es imprescindible desarrollar una serie de habilidades sociales:

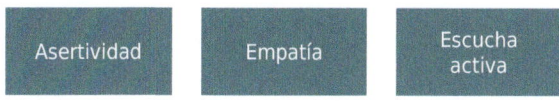

Recuerda estas pautas para una comunicación efectiva:

- ⮑ La empatía, la asertividad y la escucha activa son habilidades básicas para una comunicación efectiva, pero en el sector funerario son imprescindibles y siempre deben ir juntas.
- ⮑ La comunicación se divide en dos grupos: presencial y no presencial.
- ⮑ Si se opta por la comunicación presencial, esta comunicación puede ser con una o con varias personas.
- ⮑ Si es no presencial, esta puede ser verbal, mediante llamada telefónica o escrita, como es una carta, fax, correo electrónico, WhatsApp.
- ⮑ En la comunicación presencial intervienen expresiones verbales y expresiones no verbales, como los gestos corporales y las expresiones faciales.
- ⮑ Sin embargo, en la comunicación no presencial tan solo en la llamada telefónica interviene la comunicación verbal, en la cual será muy importante la sonrisa telefónica.
- ⮑ En la comunicación escrita es precisamente la carencia de expresiones físicas lo que puede crear una mala comunicación, debiendo tener muy en cuenta unas pautas definidas para conseguir el éxito en la transmisión del mensaje:

Asegurarse de que el receptor utiliza el mismo canal de comunicación

Presentación del emisor y la empresa

Letra clara, ordenada, buena ortografía y gramática

Textos breves, claros y concisos

Cortesía y amabilidad

Despedida afectiva y dando opción a *feedback*

Ejercicios de autoevaluación
Unidad de Aprendizaje 1

1. Para la correcta comunicación efectiva es importante dominar una serie de técnicas y habilidades sociales. Para ello recurriremos a una serie de aptitudes y actitudes que llevaremos a cabo durante la conversación. Enumera al menos cuatro de ellas.

_____
_____
_____
_____
_____
_____
_____

2. ¿Qué es la asertividad?

_____
_____
_____
_____

3. Elige la respuesta correcta sobre la empatía:

   a. La empatía es aquella que reúne las conductas y pensamientos que nos permiten defender los derechos de cada uno sin agredir ni ser agredido.
   b. En la comunicación con empatía se trata de que ambas partes queden satisfechas.
   c. La empatía consiste en evitar conectar con los demás, ser conscientes de sus necesidades y actuar de manera solidaria.
   d. Es importante que el personal funerario tenga esta habilidad, ya que la empatía es un componente fundamental en el sector funerario, nos ayuda a establecer conexión emocional, fomentar la comprensión mutua y brindar apoyo a los demás.

4. Indica si las siguientes oraciones son verdaderas o falsas:

a. La escucha activa es una habilidad de comunicación.

- ■ Verdadero
- ■ Falso

b. En la escucha activa se tiene contacto visual y se presta atención a los gestos y expresiones corporales.

- ■ Verdadero
- ■ Falso

c. En la escucha activa se trata simplemente de oír las palabras que se dicen.

- ■ Verdadero
- ■ Falso

d. Una de las pautas para llevar a cabo en la escucha activa es ir pensando previamente las respuestas que vas a dar.

- ■ Verdadero
- ■ Falso

5. Elige la respuesta correcta sobre la conducta pasiva:

a. La conducta pasiva se caracteriza por elevar el tono de voz, faltar el respeto, no se deja opción de réplica, se domina haciendo prevalecer sus derechos a los demás, se impone su criterio/opinión.

b. En la conducta pasiva se prefiere no dar la opinión, se tiene actitud de sumisión, se acepta el criterio de los demás, se es conformista, no se actúa por no molestar a los demás.

c. Cuando una persona tiene una conducta pasiva trata a las personas con respeto, sin herir ni perjudicar a los demás, defendiendo sus derechos y respetando las opiniones ajenas.

6. Indica los elementos participativos que intervienen en el desarrollo de una conversación:

_____
_____
_____
_____

7. Relaciona los diferentes tipos de comunicación según su comunicación correspondiente:

    a. Comunicación verbal
    b. Comunicación no verbal
    c. Comunicación escrita

    __ Correo electrónico
    __ Contacto visual
    __ Llamada telefónica
    __ Gesto corporal
    __ _WhatsApp_
    __ Expresión facial

8. Indica tres elementos que busca un cliente al solicitar una llamada telefónica a una empresa:

_____
_____
_____
_____
_____
_____

9. Indica si las siguientes oraciones son verdaderas o falsas, referentes a la expresión verbal a través del teléfono:

    a. La entonación con la que se emite el mensaje refleja actitudes y estados de ánimo al receptor.

        ■ Verdadero
        ■ Falso

b. La expresión verbal telefónica presta atención a ciertos elementos relacionados con la comunicación escrita.

- ■ Verdadero
- ■ Falso

c. La velocidad en la comunicación telefónica es fundamental para el entendimiento del mensaje; es importante hablar un poco más deprisa que lo que se suele hacer en la comunicación verbal presencial.

- ■ Verdadero
- ■ Falso

10. Relaciona los diferentes tipos de preguntas según el grupo al que pertenezcan:

a. Preguntas abiertas
b. Preguntas cerradas

___ ¿Cómo es el tipo de flores que desean?
___ ¿Por qué es todo tan complicado?
___ ¿Qué horario tienen los días festivos?
___ ¿Tienes miedo a algo?
___ ¿Es de color negro o azul?
___ ¿Has estado alguna vez en una funeraria?

Elaboración del proceso de duelo

Contenido

Objetivos

Los objetivos específicos de esta Unidad de Aprendizaje son:

→ Adquirir conocimientos sobre el duelo y sus diferentes etapas y características.

→ Aprender a tratar con personas en procesos de duelo.

→ Saber identificar los requisitos legales al tipo de prestación de servicio funerario, atendiendo al destino final demandado.

1. Introducción

La muerte es un tema complejo y multifacético (con múltiples actitudes) en nuestra sociedad. Las actitudes, creencias y prácticas en torno a la muerte varían considerablemente según las diferentes culturas y religiones. Sin embargo, hay algunas características comunes que se encuentran en muchas sociedades. Pero ¿sabemos qué es el duelo?

El *duelo* es la reacción de la psique ante la pérdida de una persona, animal, objeto o evento significativo. La psique humana es el orden mental establecido por el funcionamiento del intelecto, la emoción y la voluntad.

Se trata de una reacción principalmente emocional y comportamental en forma de sufrimiento y aflicción cuando el vínculo afectivo se rompe.

Consiste en el proceso de adaptación emocional que sigue a cualquier pérdida (pérdida de un empleo, pérdida de un ser querido, pérdida de una relación, etc.).

Cada persona es única y sus emociones también. Es por ello por lo que no todos los duelos son iguales y, además de las diferencias entre personas, también el duelo varía dependiendo de varios factores, como, por ejemplo, el tipo de fallecimiento, relación de parentesco con el fallecido, edad, etc.

En esta unidad de aprendizaje estudiaremos en profundidad los diferentes tipos de duelo, sus fases y sus cuidados primarios.

Para ello, continuaremos con Marta, quien en esta unidad se va a profesionalizar en atender a las personas dolientes en situaciones de duelo. Marta tendrá que aprender muchas cosas relacionadas con la muerte y la psicología en momentos de duelo.

2. La muerte en nuestra sociedad

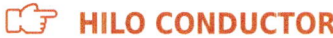 **HILO CONDUCTOR**

Marta ya lleva 6 meses trabajando como asesora funeraria en la empresa Pompas Fúnebres Azul. Hace una labor encomiable y humana cada vez que trata con los dolientes en su proceso de duelo.

Continúa en página siguiente >>

<< *Viene de página anterior*

Desde la directiva se han dado cuenta y le han comunicado que quieren ofrecerle la oportunidad de proporcionarle formación más específica en atención a las personas en los procesos de duelo para que así adquiera más conocimiento y pueda entender y ayudar a las personas en esos momentos tan difíciles. Para ello, realizará una formación muy detallada y profesional sobre la muerte y el duelo, empezando por adquirir conocimiento sobre los diferentes ritos funerarios occidentales según su cultura y religión.

Cuando el duelo es por el fallecimiento de una persona, se trata de una respuesta emocional natural a la pérdida de un ser querido.

La sociedad proporciona apoyo y diferentes rituales para ayudar a quienes están en duelo. Esto puede incluir el uso de periodos de luto, funerales, ceremonias religiosas y otras prácticas que ayudan a las personas a procesar su dolor y encontrar consuelo.

El duelo también tiene una dimensión física, cognitiva, filosófica y de la conducta que es vital en el comportamiento humano.

El tiempo y la intensidad del proceso de duelo en una persona está directamente vinculado y es proporcional a la dimensión y al significado de la pérdida.

Aunque la muerte es una parte inevitable de la vida, muchas sociedades tienden a evitar hablar abiertamente sobre ella. En algunos casos, la muerte se considera un tema tabú y se evita en conversaciones cotidianas. Esto puede ser debido a creencias culturales, religiosas o simplemente por el temor y la incomodidad asociada con la muerte.

Los ritos funerarios son prácticas y ceremonias que se realizan para honrar y despedir a los fallecidos. Estos ritos varían ampliamente según la cultura y la religión y pueden incluir entierros, cremaciones, servicios conmemorativos, homenajes y otras ceremonias que se realizan antes, durante y después del fallecimiento. Estos rituales brindan un sentido de cierre y ayudan a las personas a procesar su pérdida.

La religión y la espiritualidad juegan un papel fundamental en cómo se percibe la muerte y qué sucede después de ella. Las diferentes religiones tienen enseñanzas y creencias únicas sobre la muerte y la vida después de la muerte. Estas creencias pueden dar consuelo y orientación a las personas en momentos de pérdida.

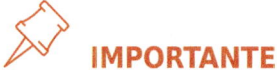
IMPORTANTE

Para llevar a cabo la organización y planificación de un servicio funerario, es importante conocer muy bien cuáles son las costumbres religiosas de la familia. Con base en ello se regirá el protocolo que seguir a lo largo del proceso.

La muerte es un tema cuyo abordaje y vivencia varía ampliamente en diferentes sociedades y países. Aunque las actitudes y prácticas pueden diferir, en general, la muerte es una experiencia universal que desencadena emociones, creencias y rituales en todas las culturas.

La muerte en España es un tema culturalmente significativo y se aborda de manera diferente según la región y las creencias religiosas de la persona. En general, en España se suele tener una actitud respetuosa hacia la muerte y se les da importancia a las tradiciones funerarias. La muerte es un tema que se aborda con un enfoque particularmente cercano a las tradiciones católicas y a la importancia de la familia. La religión y la espiritualidad juegan un papel fundamental en cómo se percibe la muerte y qué sucede después de ella. Las diferentes religiones tienen enseñanzas y creencias únicas sobre la muerte y la vida después de la muerte. Estas creencias pueden dar consuelo y orientación a las personas en momentos de pérdida.

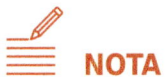
NOTA

Aunque en España la religión católica es la predominante, en los últimos años se ha apreciado el aumento significativo de peticiones de servicios funerarios laicos.

Se podrían resaltar algunos temas que tratar sobre la muerte en nuestra sociedad:

⊃ **Ritos y rituales:** el funeral es una parte fundamental del proceso de despedida. La tradición católica se refleja en los funerales, que suelen incluir una misa en la iglesia seguida de un entierro. Sin embargo, en los últimos años también ha habido un aumento en la popularidad de la cremación y de las ceremonias civiles, que ofrecen alternativas a los rituales tradicionales.

- **Cementerios y Día de Todos los Santos:** en España, los cementerios son lugares de gran importancia cultural y emocional. El Día de Todos los Santos, que se celebra el 1 de noviembre, es una festividad en la cual las personas visitan y adornan las tumbas de sus seres queridos fallecidos. Durante este día, los cementerios se llenan de flores y se realizan homenajes a los difuntos.
- **Duelo y apoyo emocional:** el duelo es una parte importante del proceso de afrontar la muerte. La familia y la comunidad juegan un papel crucial en brindar apoyo emocional a quienes están en duelo. Además, en los últimos años, se ha visto un aumento en los servicios de apoyo psicológico y grupos de ayuda para las personas que han perdido a seres queridos, habiéndose normalizado el acudir a especialistas para un desarrollo sano del proceso.
- **La eutanasia y el debate sobre el final de la vida:** en los últimos años, ha habido un intenso debate en España sobre la eutanasia y la legislación sobre el final de vida. En marzo de 2021, se aprobó una ley que legaliza la eutanasia en ciertos casos, lo que ha generado discusiones y reflexiones en torno a los derechos de las personas para decidir sobre su propia muerte.

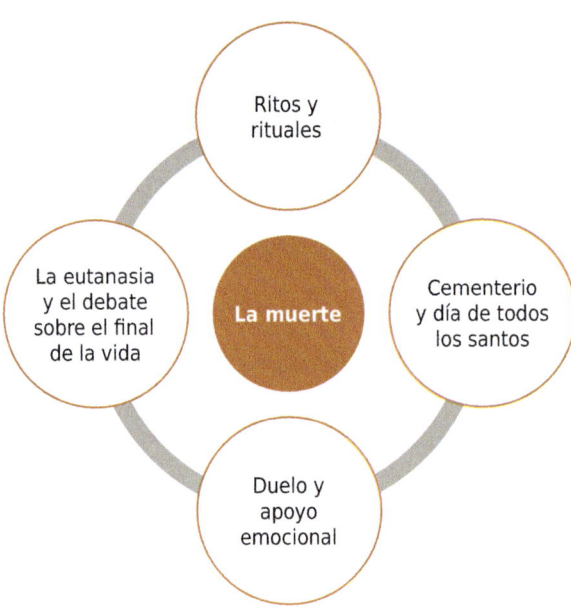

ACTIVIDAD COMPLEMENTARIA

11. Localiza y lee atentamente la ley aprobada en 2024 que legaliza la eutanasia en España.
12. Redacta una reflexión personal sobre ello quedando bien reflejada tu postura al respecto.

En Occidente podemos descubrir una variedad de religiones y ritos funerarios:

a. **Ritos de la religión católica.** Para el cristianismo, la muerte no es el fin, es el paso a la vida eterna. Los ritos que fundamentalmente se basan en el funeral católico son tres:

   ◊ **Vigilia de oración por el difunto.** Esta vigilia de oración la preside el obispo, un sacerdote o un diácono o, en su defecto, la dirige un laico. Este acto puede realizarse en diferentes sitios. Lo más habitual es que, según donde se haya decidido realizar el velatorio, también se organiza la oración por el fallecido. Esta puede ser en el tanatorio, en el domicilio, en la iglesia o la funeraria. Es muy aconsejable que, según las costumbres y posibilidades de cada lugar, los amigos y familiares del difunto se reúnan en la casa mortuoria, antes de la celebración de las exequias, para celebrar la vigilia de oración. El acto de vigilia es el momento preferido por familiares y amigos para compartir historias, reflexiones y elogios sobre la vida del difunto.

   ◊ **Misa de funeral o liturgia.** Los familiares tienen que consultar con el clérigo o párroco antes de algún tipo de arreglo litúrgico para tener un claro conocimiento del sentido y significado de los rituales funerarios; ello permite a los familiares participar en la liturgia. En la tradición cristiana, la celebración de una misa por un fallecido es un acto de fe y amor que les permite honrar su memoria, pedir por su eterno descanso y encontrar consuelo. La celebración litúrgica que se realiza en la Iglesia católica se basa en la conmemoración de la muerte de una persona y en pedir por su descanso eterno. Este acto litúrgico no solo es una forma de expresar el dolor, sino también una oportunidad para recordar la vida del difunto. La misa se celebra el día del entierro, antes o después de darle destino final al fallecido, eso dependerá de las costumbres y tradiciones de las diferentes provincias o comunidades. Se realiza en la iglesia o parroquia y la preside un sacerdote. Esta puede ser de cuerpo presente, cenizas presentes o una imagen conmemorativa de la persona fallecida. En el aniversario anual se celebra una misa conmemorativa por el difunto.

ᴑ Destino final del fallecido. Por último, el proceso del rito funerario finaliza con el destino final del fallecido, que, según regula la ley de Policía Sanitaria Mortuoria, será la sepultura o inhumación en cementerio. Este acto es importante para el desarrollo en el proceso de duelo, ya que el poder despedirse en el momento final, aunque es un momento doloroso, ayuda a hacer real la pérdida y la realidad del fallecimiento. El sacerdote, diácono o laico realizará una oración de entierro, dejando libertad a los presentes para mostrar un gesto o palabras de despedida.

Los tres ritos están ligados entre sí, siendo la liturgia la principal **celebración**.

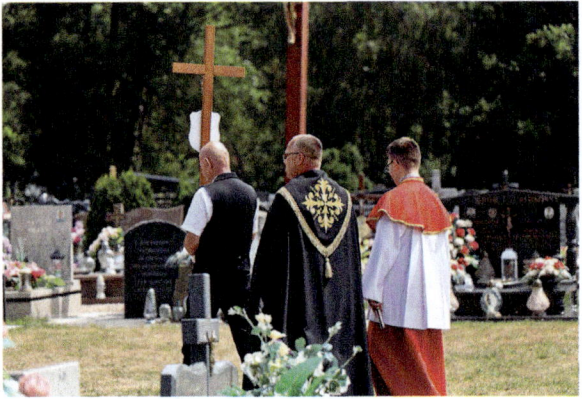

Sacerdote presidiendo rito funerario católico de despedida en cementerio
(© Fotografía: FotoDax / Shutterstock.com)

b. **Ritos de la religión protestante.** Las personas que se inclinan por la religión protestante son cristianos no católicos. Creen en Dios, en Jesús y en la vida después de la muerte, pero surgieron de un movimiento reformista en contra de la corrupción de la Iglesia católica. El servicio funerario se centra en la vida futura y lo realizan con testimonios y recuerdos del fallecido, pero esto puede variar dependiendo de la diversidad cultural y familiar. Es común que se dejen pasar dos o tres días antes del destino final y se envían flores y regalos como expresión de afecto al fallecido y de acompañamiento y cariño a la familia. El entierro se realiza en la más estricta intimidad, solo familiares más allegados.

c. **Ritos de la religión ortodoxa.** Para los ortodoxos los ritos funerarios tienen un valor fundamental, desempeñando una acción muy importante en su proceso de despedida y honra al fallecido. Es un deber sagrado y una expresión de amor y respeto honrar a las personas fallecidas. Los ortodoxos creen firmemente en la resurrección después de la muerte y la vida eterna. El alma sabe de sus buenas y malas acciones; es por ello por lo que, durante la liturgia, sus familiares le ayudan con sus oraciones para que Dios perdone sus pecados. La cremación no es una opción para ellos, el cuerpo debe ser devuelto a la tierra de donde salió. Es pecado destruir el cuerpo con el fuego; si esto ocurriera, los familiares no celebrarían funeral ni pedirían oraciones por su alma. El funeral debe ser de cuerpo presente y se realiza a los tres días del fallecimiento. Tienen un protocolo de calendario muy estricto; así mismo, continúan con sus rituales funerarios al tercer día, a los nueve días, a los cuarenta días, tercer, sexto y noveno mes y al año del fallecimiento.

d. **Ritos funerarios judíos.** En las tradiciones protocolarias del funeral judío, se considera que las personas más afectadas por el fallecimiento del familiar son el padre, la madre, la hija, la hermana y el cónyuge y es por ello por lo que estos están absueltos de las obligaciones religiosas dentro del rito del duelo, como, por ejemplo, de recitar las oraciones en la mañana y en la noche; así, ellos solo se tienen que ocupar del arreglo del funeral. El cuerpo del fallecido no puede quedarse solo y debe permanecer tapado. Se cubren todos los espejos y objetos de adorno de la casa. No se llevan flores y el entierro debe celebrarse lo antes posible. El cuerpo del fallecido debe ser lavado y purificado, se le colocan las mortajas blancas. Se lleva al cementerio y el rabino celebra una breve ceremonia. Después es costumbre en el rito judío rasgarse la ropa que se lleva puesta; se hace para expresar la amargura por la pérdida. Al final de la ceremonia, los presentes colocan pequeñas piedras sobre la tumba.

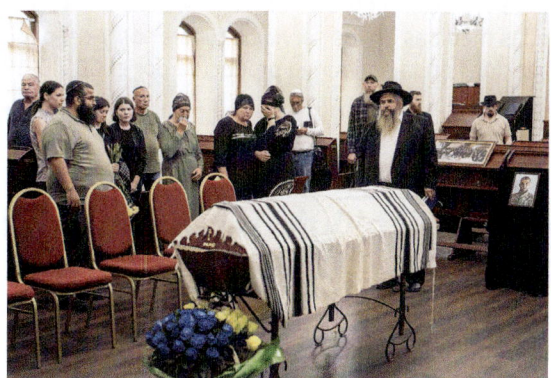

Ceremonia de funeral judío con rabino (© Fotografía: paparazzza / Shutterstock.com)

Religiones de occidente	- Católica - Protestante - Ortodoxa - Judía

Como hemos podido ver, en la cultura occidental existen diferentes ritos funerarios, basados en la religión, las creencias, la cultura, etc.

Es importante respetar cada una de ellas y llevar a cabo los trámites funerarios de acuerdo con sus indicaciones.

 IMPORTANTE

En 2020, a nivel mundial la población se vio afectada por el virus COVID-19, que creó una pandemia mortal. En España la pandemia dejó alrededor de 75.000 fallecidos. La autoridad de Policía Sanitaria Mortuoria adoptó por seguridad medidas extremas con todos los fallecidos. Ninguna familia podía despedirse de manera presencial de sus seres queridos. Esto tuvo una repercusión muy impactante en la superación del duelo y de la aceptación de fallecimiento. En 2024 todavía hay casos de familiares que no han llegado a superarlo.

 ACTIVIDAD COMPLEMENTARIA

13. Busca información sobre la orden marcada por el Ministerio de Sanidad sobre las medidas en los servicios funerarios y despedida en velatorios de los fallecidos en la pandemia producida por el COVID-19 en el año 2020.

3. Aspectos psicológicos básicos de la muerte

 HILO CONDUCTOR

Marta va a obtener conocimientos sobre cómo afecta en el aspecto psicológico a las personas cuando se produce en sus vidas una vivencia cercana de muerte.

Cada persona es única e individual. Es por ello por lo que cada una puede experimentar sentimientos y aflicciones de diferente manera e intensidad.

La muerte implica la pérdida de una persona querida, lo que desencadena un proceso de duelo en el que se experimentan emociones como tristeza, dolor, aflicción, irá, enfado, desconsuelo, ansiedad, impotencia, culpabilidad, etc.

El proceso del dolor siempre lleva consigo algo de ira, muchas veces provocada por el sentimiento de culpabilidad. Es importante recalcar que a nadie le corresponde juzgar esos sentimientos ni calificarlos de malos o vergonzosos; más bien se trata de entender su verdadero significado y origen como manifestaciones normales de conducta humana.

También hay que tener en cuenta que intervienen otros factores importantes que influyen en el proceso, como el tipo de parentesco que se tenía con la persona fallecida, la relación afectiva y el tipo de fallecimiento; todo ello hará que los aspectos psicológicos puedan ser más intensos o más sutiles y que se desarrollen diferentes tipos de duelo.

Al ser humano se le pueden plantear varias divagaciones y sentimientos sobre la muerte:

Miedo a lo desconocido
- La muerte es un suceso inevitable y desconocido, lo que puede generar ansiedad y miedo en las personas al no saber qué sucede después de morir.

Cambio en las prioridades y valores
- La cercanía de la muerte puede llevar a las personas a reevaluar sus prioridades y valores en la vida, centrándose en lo que realmente es importante para ellos.

Adaptación a la pérdida
- A lo largo del tiempo, las personas suelen adaptarse a la pérdida de un ser querido y encuentran formas de seguir adelante con sus vidas, aunque la ausencia siempre esté presente.

Construcción de significado
- La muerte puede motivar a las personas a reflexionar sobre el significado de la vida y buscar un propósito más profundo en sus experiencias y relaciones.

Estos aspectos pueden influir en la forma en que cada persona enfrenta la muerte, ya sea la propia o la de un ser querido, y pueden dar lugar a un proceso de reflexión, crecimiento personal y búsqueda de sentido en medio de la experiencia de pérdida.

 SABÍAS QUE...

Elisabeth Kubler-Ross es una reconocida psiquiatra y escritora suiza que dedicó gran parte de su vida a estudiar y escribir sobre la muerte. Fallecida en 2004, fue una de las mayores expertas mundiales en la muerte, las personas moribundas y los cuidados paliativos, dejándonos un gran legado de escritos para entender la muerte y el duelo.

 ACTIVIDAD COMPLEMENTARIA

14. ¿Qué otros aspectos psicológicos pueden influir a las personas refiriéndose a la muerte?
15. Realiza una redacción sobre tu reflexión personal sobre la muerte.

----

4. El *shock* y el trauma psicológico

 HILO CONDUCTOR

Marta trata cada día con personas dolientes en diferentes estados emocionales. Se ha dado cuenta de que, en un servicio funerario donde la causa de fallecimiento tiene unas características concretas, los familiares experimentan un estado psicológico diferente a otras situaciones más comunes. En este apartado, Marta va a aprender el porqué de esos estados en los que los dolientes se pueden encontrar en estado de *shock* o trauma psicológico.

El *shock* y el trauma psicológico son respuestas emocionales intensas y disfuncionales que pueden experimentar las personas ante eventos impactantes, amenazantes para su bienestar emocional y físico o en una situación de estrés muy fuerte.

4.1. El *shock*

Es una respuesta inmediata y abrumadora en la cual la persona sufre una desconexión de la conciencia ante una situación extrema muy difícil de encajar y asimilar. La persona se ve incapaz de razonar la situación y la capacidad emocional se encuentra bloqueada. Se pueden padecer estados psicológicos como:

- Desorientación
- Incapacidad de comunicación verbal
- Incapacidad de reacción
- Falta de audición clara
- Incredulidad
- Aturdimiento

También puede llevar asociado una serie de efectos físicos:

- Mareos
- Náuseas
- Sudoración
- Palpitaciones
- Dificultad para respirar
- Ansiedad
- Temblores

Esta reacción de *shock* es inmediata, llegando a durar desde horas a días después del suceso traumático. Esto puede variar dependiendo del tipo de situación y de la persona en concreto, incluyendo el grado de parentesco directo con el fallecido.

Los servicios funerarios se ocupan de gestionar todo el proceso funerario de todo tipo de fallecimientos. Entre ellos se encuentran los casos de fallecimiento por causas no naturales y naturales repentinas.

Este tipo de fallecimientos causa un gran impacto en familiares y personas cercanas de la persona fallecida, llegando a provocar en muchas ocasiones un estado de *shock* por el impacto intenso de la situación vivida y, en el futuro, recuerdos de esta situación traumática que pueden afectar tanto a la persona y a su vida como también a su conducta y su psique.

Algunos tipos de fallecimientos que pueden provocar el *shock* psicológico
son:

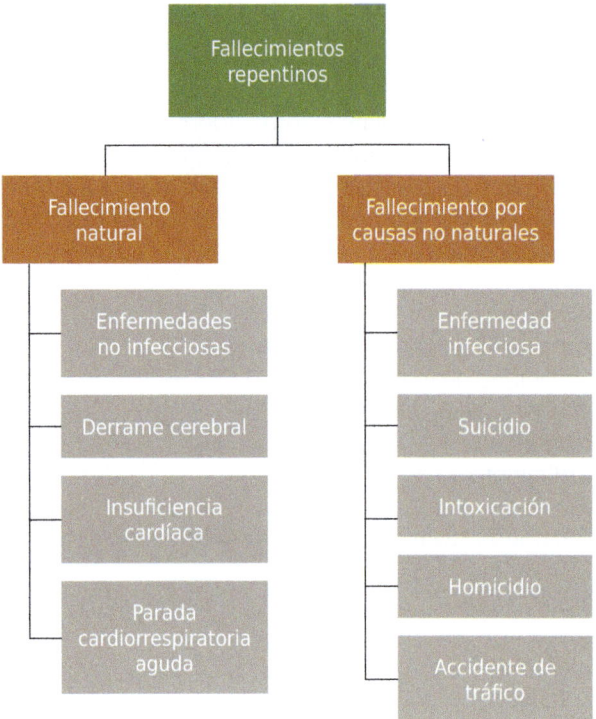

4.2. Trauma

El **trauma** psicológico tiene un impacto duradero e implica una respuesta
intensa y prolongada a un evento traumático. Es la lesión que se puede perpetuar producida por el *shock* emocional traumático.

Las personas pueden experimentar recuerdos intrusivos, pesadillas o *flash-
backs* del evento traumático.

Pueden intentar evitar situaciones o estímulos que les recuerden el trauma,
generando aislamiento social.

También pueden estar constantemente en alerta, con dificultad para rela-
jarse y concentrarse y provocar cambios en el estado de ánimo, como irritabilidad, enfado, tristeza o ansiedad.

La persona no se adapta a la nueva situación y no es capaz de afrontarlo.

Es importante reconocer que el *shock* y el trauma psicológico son respuestas normales a eventos extraordinarios, pero en algunos casos pueden requerir intervención profesional para su manejo y superación. El apoyo emocional, la terapia y otras herramientas psicológicas pueden ser fundamentales para ayudar a las personas a procesar y recuperarse de estas experiencias traumatizantes.

 ACTIVIDAD COMPLEMENTARIA

16. ¿Qué otras causas de fallecimiento pueden presentarse según el tipo de fallecimiento como natural o no natural?

- -

5. El duelo

 HILO CONDUCTOR

Marta está adquiriendo conocimientos sólidos sobre los procesos que pueden pasar las personas dolientes y se da cuenta de que no solo le están sirviendo en su trabajo, sino también en su vida privada. La mejor amiga de Marta perdió a su madre hace dos años; esta le cuenta que su padre, al quedarse viudo, ha cambiado su forma de ser. Dos años después ya no se arregla como antes, ya no queda con sus amigos, está de mal humor y sigue llorando la pérdida de su esposa; todavía guarda su ropa, su perfume. En este apartado, Marta va a descubrir qué le está pasando al padre de su amiga y por qué después de dos años todavía no ha superado la muerte de su esposa.

- -

El *duelo* es la reacción de la psique ante la pérdida de una persona, animal u objeto. La psique humana es el orden mental establecido por el funcionamiento del intelecto, la emoción y la voluntad.

Se trata de una reacción principalmente emocional y comportamental en forma de sufrimiento y aflicción cuando el vínculo afectivo se rompe.

Consiste en el proceso de adaptación emocional que sigue a cualquier pérdida (pérdida de un empleo, pérdida de un ser querido, pérdida de una relación, etc.).

Duelo es el nombre del proceso psicológico, pero hay que tener en cuenta que este proceso no se limita a tener componentes emocionales, sino que también los hay fisiológicos y sociales. La intensidad y la duración de este proceso y de sus correlatos serán proporcionales a la dimensión y al significado de la pérdida.

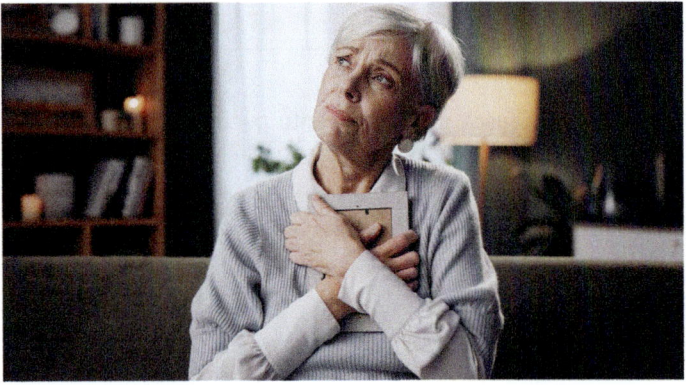

Persona doliente triste en situación de duelo

5.1. Características del duelo

En el proceso de duelo la persona ha sufrido una pérdida real y en su proceso necesitará de un tiempo para su elaboración. Es habitual que el doliente pierda el interés por todo lo que le rodea, dedicando atención solo a lo perdido.

El duelo no es una enfermedad psicológica y no debemos tratar a una persona en duelo como a un enfermo. Pero si existiera una mala evolución del duelo podría ser recomendable ponerse en manos de especialistas.

Está científicamente probado que no solo los seres humanos tienen etapas de duelo; algunos animales también presentan reacciones de duelo por la pérdida de sus compañeros de manada o de sus amos.

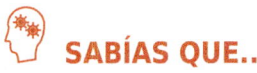 **SABÍAS QUE...**

Tanto gatos como perros muestran bastantes comportamientos comunes, el más habitual de los cuales es el de examinar repetidamente los lugares donde el compañero fallecido solía dormir y comer. Pero muestran también ciertos comportamientos divergentes: los perros tienden a volverse más apáticos, reduciendo su actividad física y el consumo de comida, mientras que los felinos son más propensos a buscar más atención por parte de los humanos.

Las cinco características más importantes del duelo:

Respuesta emocional
- **Tristeza:** sentimientos de dolor, tristeza y pena por la pérdida.
- **Irritabilidad:** puede experimentarse irritabilidad, frustración e incluso enfado.
- **Sentimientos encontrados:** pueden surgir emociones contradictorias al mismo tiempo, como culpa, remordimiento, alivio.

Respuesta física
- **Fatiga:** sensación de agotamiento y falta de energía.
- **Problemas de sueño:** insomnio, pesadillas o cambios en las rutinas de sueño.
- **Cambios en el apetito:** pérdida o aumento del apetito, a menudo asociados con la tristeza.

Respuesta cognitiva
- **Dificultad para concentrarse:** problemas de atención y concentración debido al estrés emocional.
- **Pensamientos intrusivos:** recuerdos constantes de la persona fallecida o de la situación de pérdida.
- **Confusión mental:** sensación de desorientación y dificultad para procesar información.

Continúa en página siguiente >>

<< Viene de página anterior

Respuesta conductual

- **Aislamiento social:** tendencia a aislarse de amigos y familiares.
- **Rituales de duelo:** participación en rituales o actividades que honran o recuerdan al ser querido fallecido.
- **Expresión emocional:** llanto, hablar sobre los sentimientos de pérdida o buscar apoyo emocional.

Duración variable

- **Sin tiempo predeterminado:** el proceso de duelo es único para cada individuo y no sigue un cronograma predefinido. Puede durar semanas, meses o incluso años y puede haber altibajos en el proceso.

5.2. Fases del duelo

Las fases del duelo son las etapas que la persona va pasando hasta su superación, asumiendo la pérdida.

Existen muchas clasificaciones sobre las fases del duelo. La doctora Elisabeth Kübler-Ros, psiquiatra y escritora especializada en la muerte, publicó exitosos libros dedicados a la muerte. Elisabeth describe cinco etapas del duelo:

➲ **Fase de negación.** Negarse a sí mismo o al entorno en el que ha ocurrido la pérdida. De forma general la negación es una defensa provisional. En esta fase también podemos ver visible el *shock* emocional. Aunque el *shock* está estrechamente relacionado con las circunstancias de la muerte. Se manifiesta desde las primeras horas hasta días después de la noticia de fallecimiento.

➲ **Fase de ira.** Estado de enfado, ira, rabia por no poder evitar la pérdida del ser querido. Se buscan razones y culpabilidad. Cuando no se puede seguir manteniendo la primera fase de negación, es sustituida por estos sentimientos. Se protesta por no poder recuperar a la persona fallecida. Esta fase de ira es muy difícil de afrontar para los familiares y también para el personal funerario.

➲ **Fase de negociación.** Negociar consigo mismo o con el entorno, entendiendo los pros y contras de la pérdida. Se intenta buscar una solución a la pérdida a pesar de conocerse la imposibilidad de que suceda.

➲ **Fase de depresión.** Se experimenta dolor emocional, tristeza por la pérdida. Pueden llegar a sucederse episodios depresivos que deberían ceder con el tiempo. Se empieza a asumir la realidad de la pérdida. Ello genera sentimientos de tristeza y de desesperanza junto con otros síntomas típicos de los estados depresivos, como el aislamiento social o la falta de motivación.

⮑ **Fase de aceptación.** Se asume que la pérdida es inevitable. Supone un cambio de visión de la situación, siempre teniendo en cuenta que no es lo mismo aceptar que olvidar. Se platea la reorganización de la vida sin la persona fallecida. Los recuerdos de la persona fallecida traen sentimientos cariñosos, mezclados con tristeza, en lugar del dolor agudo y la nostalgia.

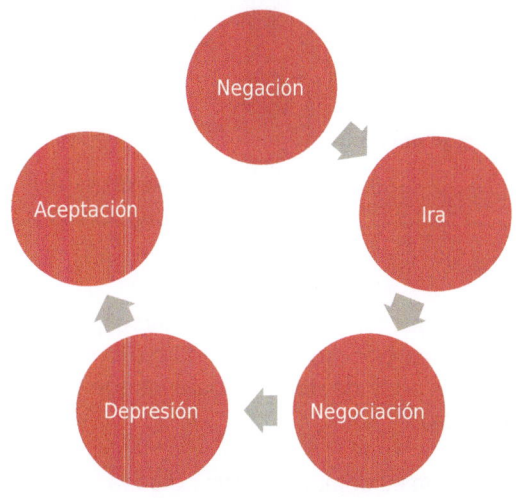

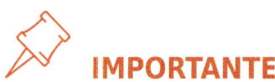

IMPORTANTE

La vida es un aprendizaje continuo; de todas las experiencias aprendemos cosas buenas y cosas malas. Durante todo el proceso de duelo, no importa el tiempo que dure o el tipo de fallecimiento, las emociones y sentimientos pasarán por momentos abrumadores y periodos reflexivos, reflexivos con nosotros mismos, con la familia, amigos, con el fallecido. Es importante que después de pasar el proceso aprendamos de ello y se convierta en un crecimiento personal.

- -

Nos podemos encontrar con diferentes teorías de los profesionales sobre las fases del duelo. Algunos profesionales pueden catalogarlas en 6 o 7 fases y pueden percibirlas de diferentes maneras y sensaciones.

Línea del tiempo del duelo
De 6 meses a 1 año (gráfico de proceso)

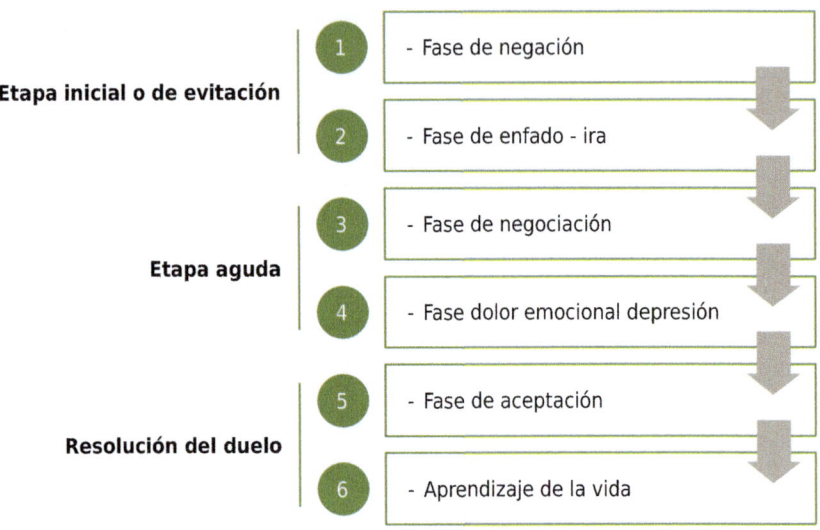

Etapa inicial o de evitación
1 - Fase de negación
2 - Fase de enfado - ira

Etapa aguda
3 - Fase de negociación
4 - Fase dolor emocional depresión

Resolución del duelo
5 - Fase de aceptación
6 - Aprendizaje de la vida

No sería posible que todos los profesionales expongan una teoría igual para todas las personas, por eso mismo todas son válidas, ya que todas reflejan los diferentes estados de dolor emocional que puede pasar alguien en el proceso de duelo.

La mente humana es compleja, cada persona tendrá sus fases y etapas de manera muy individualizada. Al igual que no todas tienen por qué pasarlo de la misma manera ni pasar por todas las fases.

El tipo de fallecimiento será crucial para determinar las etapas de un duelo. Por ejemplo, en un fallecimiento repentino provocado en un accidente de tráfico la noticia a los familiares y amigos será impactante e inesperada. Es normal dentro del proceso que se experimente un estado de *shock* emocional seguido de una negación, enfado, ira. Sin embargo, en el fallecimiento de una persona con una avanzada edad la noticia será más liviana, menos impactante y con más aceptación.

El duelo suele durar entre 6 meses y un año, pero la verdad es que el tiempo de duelo es muy variable y está sujeto a tantas circunstancias que también es impredecible. Cada persona tiene sus propios tiempos. El primer año suele ser el tiempo mínimo para la elaboración del fallecimiento de un ser querido cercano y con el que existía un vínculo emocional. Dentro del periodo del primer año es cuando suceden los primeros acontecimientos, fechas, celebraciones, etc., sin la persona querida.

En el caso de que los síntomas no cesaran después de estos periodos de tiempos "básicos" y provocaran problemas para desenvolverse en su vida rutinaria, es muy importante acudir a un profesional de la psiquiatría y/o psicología, ya que la persona afectada puede estar sufriendo un episodio de depresión crónico, lo que implicaría un duelo patológico.

No siempre se cumplen todas las etapas, ni necesariamente ocurren en el orden señalado.

 RECUERDA

Es común que nos encontremos con servicios donde los familiares se encuentren en estado de enfado, ira y rabia. La persona doliente inconscientemente puede pagar esa frustración con las personas que se encuentran a su alrededor, llegando a contestar de maneras no muy amables. Como profesionales debemos entender esos estados y no tomarlos como algo personal, sino utilizar más que nunca nuestras herramientas de habilidades sociales y procurar dar calma y apoyo.

5.3. Tipos de duelo en función del contexto y las circunstancias de la muerte

El duelo no es una enfermedad, aunque puede llegar a serlo si su elaboración no es correcta.

Existen diferentes tipos de duelo. Ellas van muy ligadas a muchos factores que básicamente determinan cómo afecta el fallecimiento de una persona a sus amigos, familia y seres queridos.

Diferentes profesionales de la psicología/psiquiatría han publicado diferentes tipologías de duelo. Por ejemplo, duelos complicados, crónicos, congelados, exagerados, reprimidos, enmascarados, psicóticos... y una larga lista. Todos son válidos y aceptados.

Tipos de duelos más comunes

- Duelo bloqueado
- Duelo complicado
- Duelo patológico
- Duelo anticipado
- Duelo normal

Duelo bloqueado

Negación de la realidad de la pérdida, donde hay una evitación del trabajo de duelo y un bloqueo emocional-cognitivo. Se manifiesta a través de conductas, percepciones ilusorias, síntomas somáticos, mentales o relacionales.

Puede haber muchas razones por las cuales un duelo se bloquea, como la negación de la pérdida, la falta de expresión de emociones o la dificultad para aceptar la realidad de la situación. Es un proceso normal en el que el contexto y las circunstancias del fallecimiento son repentinos y se agrava según el grado de parentesco y los lazos afectivos que se tenían con el fallecido.

Ejemplos de contexto y circunstancias de fallecimiento:

◑ Fallecimientos repentinos:

- ◑ Suicidio
- ◑ Homicidio
- ◑ Accidentes de tráfico/laborales/aéreos
- ◑ Muerte súbita
- ◑ Parada cardiorrespiratoria
- ◑ Ictus

◑ Contexto de lazos afectivos:

- ◑ Hijo
- ◑ Pareja
- ◑ Hermano/hermana
- ◑ Padres
- ◑ Amigos con un vínculo muy cercano

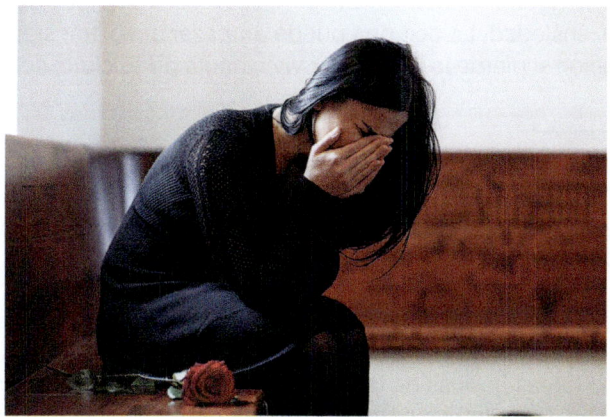

Doliente con expresión de duelo bloqueado

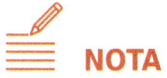

NOTA

Es común que los dolientes sientan un dolor extremo en esta situación, sintiéndose con rabia, ira y enfado por lo sucedido y por la situación. Como profesionales estaremos disponibles para contribuir a su proceso de aceptación de la pérdida y teniendo mucho cuidado con cada palabra que les ofrecemos para no agravar su dolor. Dejarlos que se desahoguen, que exterioricen sus sentimientos e incluso aconsejarles elaborar alguna acción de despedida directa del fallecido puede ayudar mucho en su proceso de aceptación y elaboración del duelo.

Duelo complicado

Síntomas o conductas de riesgo que perduran en el tiempo y de intensidad con peligro para la salud dentro de un contexto de pérdida.

Especialmente en el contexto y las circunstancias anteriormente expuestos existe un alto riesgo de que la elaboración del duelo se complique. El dolor y la tristeza persisten mucho tiempo después de la pérdida, sin mostrar signos de mejoría. Las emociones asociadas al duelo, como la tristeza, la ira o la culpa, son abrumadoras y dificultan el funcionamiento cotidiano. La persona tiene dificultades para aceptar la realidad de la pérdida y se aferra a la idea de que la persona fallecida volverá. Se aísla de sus seres queridos y amigos, limitando la comunicación y el apoyo emocional que pueden recibir. Pueden manifestarse síntomas físicos como insomnio, pérdida de apetito, fatiga, ansiedad. La persona puede empezar a mostrar signos de una mala evolución si pierde la ilusión por vivir, habla de suicidio, autolesiones.

Duelo patológico

Se niega a aceptar la realidad de la pérdida y continúa actuando como si el fallecido estuviera presente.

Se aprecia un aislamiento de sus seres queridos y del mundo exterior, se evita cualquier tipo de interacción social. A la persona se le dificulta llevar a cabo tareas básicas de la vida diaria debido a la intensidad del dolor y la angustia. Dificultades para dejar ir a la persona fallecida, pensando constantemente en ella y sintiendo que no pueden seguir adelante con su vida, teniendo la necesidad de tenerla cerca.

Ejemplo de contexto y circunstancias de fallecimiento:

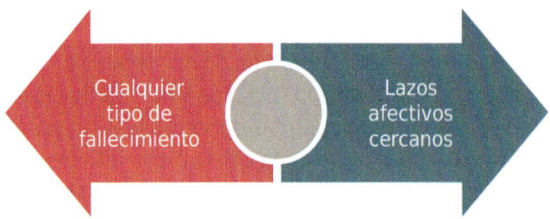

Duelo anticipado

Ocurre cuando se espera la pérdida de alguien cercano, por ejemplo, cuando una persona está recibiendo cuidados paliativos por una enfermedad terminal. Durante esta etapa, la persona puede comenzar a experimentar el duelo antes de que ocurra la muerte, lo que puede facilitar el proceso de adaptación una vez que la pérdida se produce.

Ejemplos de contexto y circunstancias de fallecimiento:

➲ Fallecimiento por enfermedad de media/larga duración:

 ◡ Cáncer
 ◡ Leucemia
 ◡ Alzheimer

⊃ Contexto de lazos afectivos:

  ◑ Familiares
  ◑ Amigos
  ◑ Cuidadores del enfermo

Duelo normal

Es el duelo de respuesta común y saludable a la pérdida de un ser querido. Incluye una gama de emociones como tristeza, ira, confusión y aceptación gradual de la pérdida.

Con el tiempo, la persona logra adaptarse a la nueva realidad sin la presencia del ser querido. Superar no es lo mismo que olvidar; se recuerda a la persona fallecida con cariño, amor, recordando los buenos momentos vividos. Nos ponemos en contacto con el vacío que ha dejado la pérdida de la persona que no está, se valora su importancia y se traspasa el dolor y la frustración que provocó su ausencia; a continuación, se sigue con nuestro proceso de vida.

 SABÍAS QUE...

Los tumores se situaron como primera causa de muerte en el año 2023, con un 26,6 % del total de las defunciones. Los tumores con mayor mortalidad en España son: cáncer de pulmón (21,62 %), cáncer colorrectal (15,64 %) y cáncer de páncreas (6,87 %).

Existen factores de gran importancia que intervienen directamente en el tipo de duelo. Con base en ellos, es previsible el grado de salud de un duelo y cómo puede afectar a su desarrollo.

Diez factores intervinientes en el desarrollo del duelo

1. - Tipo de relación afectiva con el fallecido

2. - Forma de la muerte

3. - Grado de parentesco

4. - Soporte social/redes sociales

5. - Personalidad individual del doliente

6. - Presencia o no de otras experiencias de duelo

7. - Disponibilidad o no de apoyo social y familiar

8. - Duración de la enfermedad mortal y la agonía (en caso de existir)

9. - Edades jóvenes

10. - Factor cultural y social

La imagen del fallecido será el último recuerdo que guarden los seres queridos. Es por ello por lo que ver a su familiar con un aspecto tranquilo y natural les dejará una sensación de descanso y paz con relación a la persona que ya no está entre ellos.

Sin embargo, si lo vieran con marcas, hematomas, traumatismos, descuidado o simplemente con los signos propios del fallecimiento visibles, ello podría transmitirles sensación de dolor y angustia.

Todo ello puede provocar un *shock* emocional y quedarse en forma de trauma psicológico, llegando a dificultar el proceso de duelo.

SABÍAS QUE...

Los suicidios llegaron a su máximo histórico durante la pandemia. Según los últimos datos publicados por el Instituto Nacional de Estadística (INE), el suicidio se ha mantenido como la primera causa de muerte externa en 2020, con 3941 fallecimientos, un 7,4 % más que en 2019. Son casi 11 personas al día que se quitan la vida —10,8—. Un 74 % de ellas, varones (2938), y un 26 % mujeres (1011).

- -

TAREA 2

La mejor amiga de Marta perdió a su madre hace dos años. Esta le cuenta que su padre, al quedarse viudo, ha cambiado su forma de ser. Dos años después ya no se arregla como antes, ya no queda con sus amigos, está de mal humor y sigue llorando la pérdida de su esposa. Todavía guarda su ropa, su perfume.

a. ¿Qué le está pasando al padre de la amiga de Marta?
b. ¿Porque después de dos años todavía no ha superado la muerte de su esposa?
c. Cómo profesional, ¿qué consejo le darías?

- -

5.4. Predictores de mala evolución del duelo

Hay que tener en cuenta que, para una buena elaboración y superación del duelo, no es aconsejable querer huir de las sensaciones de dolor, como son la ira, el enfado, la rabia, la tristeza, el llanto, etc. Todas ellas son normales y hay que sentirlas. Si se necesita llorar, se llora; si se necesita gritar, se grita; si tiene necesidad de golpear, pues que lo haga. No se pueden enfrentar si no se sienten.

Un indicador de una mala evolución del duelo es la negación de la pérdida, lo que llevaría a comportamientos desadaptativos.

En situaciones de fallecimiento donde el cuerpo no aparece, los familiares están en negación y eso no cambiará hasta que vean el cuerpo y así harán realidad la pérdida. Esa situación conllevará una mala evolución del duelo por una circunstancia muy angustiosa y la propia negación.

Algunos síntomas que pueden reflejar una mala evolución del duelo pueden ser:

- ⮑ Obsesión por el fallecido, visitas continuas al lugar de descanso de este.
- ⮑ Ideas de suicidio o autolesiones.
- ⮑ Consumo en exceso de alcohol.
- ⮑ Consumo de drogas.
- ⮑ Imposibilidad de desprenderse de los objetos del fallecido.
- ⮑ Aislamiento extremo o de largos periodos de tiempo.
- ⮑ Culpa persistente por el fallecimiento.
- ⮑ Reacciones incontrolables de ira extrema.
- ⮑ Habla del fallecido en modo presente.
- ⮑ Dolor y tristeza extremadamente intensos.

Pasos que hay que seguir para una evolución completa y sana del duelo

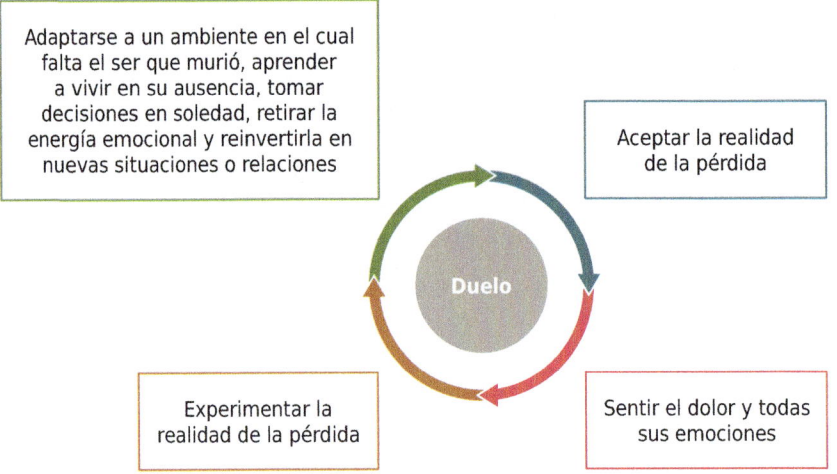

Jorge Bucay (médico y escritor), en su libro *El camino de las lágrimas*, nos da unos valorables consejos para seguir en el camino sano del duelo:

1. **No te escondas.** No te cierres al dolor. Registra y expresa las emociones que surjan, no las reprimas. No te hagas el fuerte, no te guardes todo para dentro.
2. **Cuidado con el descuido.** A veces el dolor es tan grande que te olvidas de cuidar tu propio cuerpo. Pon un horario para tus rutinas: levantarse, comer, dormir, pasear, etc.

3. **No tengas prisa por recuperarte.** Tómate tu tiempo para sanarte y no pasa nada si recaes. Coge los días necesarios y aprovéchalos para cuidarte emocionalmente. ¿Estás aceptando que estás de duelo?

4. **Cuidado con la autoexigencia.** No te exijas una recuperación inmediata. Sé paciente. Respeta tus formas, tus tiempos y tus espacios. Jamás te recrimines diciéndote que ya deberías estar mejor.

5. **Controla la paciencia.** Ignora los intentos de algunas personas de decirte cómo tienes que sentirte y por cuánto tiempo. No todos comprenden por lo que estás pasando. Ignora, pero con paciencia y amor.

6. **No dejes de pedir ayuda.** No interrumpas tu conexión con los tuyos. Necesitas su presencia, su apoyo, su atención. Dales la oportunidad de estar cerca de ti.

7. **No tomes decisiones importantes.** En los primeros meses del duelo es muy tentador tomar decisiones de huida como cambiar de casa, dejar el trabajo, vender tu casa. Calma. Deja esas decisiones para más adelante.

8. **No intentes olvidar.** El proceso de duelo permite buscar para tu ser querido el lugar que merece en tu corazón. Recordarle con ternura y sentir que el tiempo que compartiste con él/ella fue un gran regalo.

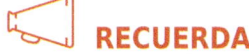 **RECUERDA**

No hay un tiempo específico para determinar si hay una mala evolución del duelo. Cada persona tiene sus ritmos y, además, van a influir muchos factores. Pero podemos predecirlo según algunas situaciones de fallecimiento y podemos estar en alerta ante ciertas conductas o actitudes que son predictoras de que existe una mala evolución del duelo.

5.5. El duelo en los niños

El tema del duelo en los niños es amplio de estudiar, ya que hay que analizarlo desde varias aristas. Se plantean muchas dudas sobre cómo abordar a un niño ante una situación de duelo y cómo actuar o tratarle en este proceso.

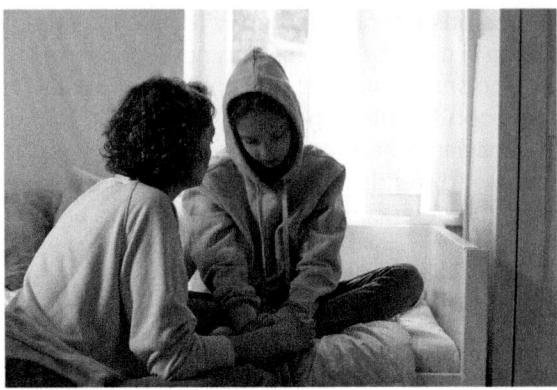

Comunicación de fallecimiento a un niño

Algunas dudas que nos pueden surgir son: ¿cómo le damos la noticia de fallecimiento de un ser querido? ¿Le ocultamos información? ¿Le dejamos participar en los rituales de despedida? ¿Evitamos que nos vea llorar? ¿Mejor que nos vea como si no hubiera pasado nada? ¿Le llevamos al tanatorio? ¿Dejamos que nos acompañe al funeral?

Es normal que se planteen tantas dudas. Nadie quiere ver sufrir a su hijo/a, sobrino/a, nieto/a, etc., pero por naturaleza se puede caer en el error de la sobreprotección en estos casos y ello se alejará de que el niño asimile la pérdida y realice sanamente su proceso de duelo.

Para aclarar estas dudas hay que conocer un poco más sobre los procesos de duelo en niños.

Los niños no solo viven duelos por fallecimiento de mascotas o familiares. Los niños también viven sus duelos por dejar cosas cotidianas; sus rutinas son extremadamente importantes para ellos porque lo que conocen les da seguridad.

Aunque un niño no tenga todavía totalmente desarrolladas algunas capacidades psicológicas, como pueden ser la comprensión o el entendimiento pleno, ello no significa que carezcan de ellas.

Desde que nacemos en la propia naturaleza del ser humano está sentir lo que es el dolor y la alegría, llorar y sonreír. Los niños son muy sensitivos y perciben todo a su alrededor. Es por ello por lo que es un error apartar a un niño de un proceso natural como es una pérdida.

Para ellos, pasar el proceso de duelo es mucho más fácil si el adulto encargado de él/ella lo vive y lo comparten juntos.

No hay que minimizar cualquier tipo de duelo que pase un niño, siendo muy importante darle la oportunidad de poder despedirse y poder decir adiós a lo perdido y darle las gracias por lo que le ha aportado.

Da igual si es una ropa, una cama, un coche, etc. Su ritual de despedida le será de gran ayuda en su proceso de aceptación y seguir sin lo perdido.

Con todo ello lo que se consigue es integrar al niño en la despedida haciéndole partícipe del proceso.

NOTA

El duelo es diferente dependiendo de la etapa evolutiva en la que se encuentren. El niño en edad infantil desarrollará el duelo mediante consecuencias físicas, mientras que el niño en edad adolescente producirá un duelo más fisiológico, como, por ejemplo, del sistema nervioso.

¿Qué pasa cuando ha ocurrido un fallecimiento en una familia y es un tema tabú para evitar que los niños no lo escuchen y se evita que se hable del tema?

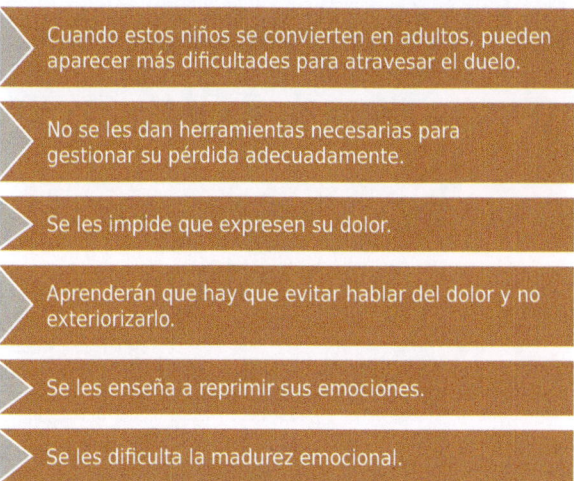

A continuación, se exponen algunas pautas que seguir en la comunicación con los niños:

- ➲ **Ser honestos y transparentes.** Los niños tienen un sexto sentido que todo lo huele y que todo lo intuye. Vamos a tratar de evitar adornar, pero sin ser del todo crudos; vamos a tratar de explicarles lo que ha ocurrido. Se vive en una sociedad en la que tendemos a ocultar la realidad sobre la muerte y los rituales de despedida a los niños y así provocándoles dificultades en la gestión de la vida adulta.
- ➲ **Mostrar la realidad de los sentimientos.** Es normal que, cuando compartamos con ellos, podamos sentirnos tristes o sentir miedo por cómo explicarles lo que ha sucedido. Estará bien sentirlo y mostrárselo a ellos, siempre tratando de darles la seguridad que necesitan. No pasa nada, te ven llorar y ellos lloran contigo. Eso os unirá más en el proceso.
- ➲ **Dale su espacio.** Si al recibir la noticia necesita retirarse solo a su habitación, déjale su tiempo y su espacio. Dile que estás ahí para cuando necesite hablar o tan solo para darle un abrazo.
- ➲ **Accesibilidad.** Es importante que sepa que no está solo y que tiene la oportunidad de recurrir a ti en cualquier momento que lo pueda necesitar.

Dependiendo de la edad del niño podrán ser más o menos conscientes de la pérdida. Esto también va muy ligado al propio desarrollo del niño.

A continuación, se explica el proceso de duelo según la edad:

De 0 a 3 años	- Todavía no entienden el concepto de muerte, pero sí perciben los sentimientos de abandono o de separación que les genera la persona que falta si esta era una persona muy cercana. - Es importante que otra persona le proporcione lo que le daba la persona fallecida.
De 4 a 7 años	- Entienden la muerte de manera más limitada, ya que pueden entender la muerte de forma reversible y provisional. Es necesario ser claros en nuestras respuestas y explicar la irreversibilidad de la muerte. - Pueden entender la muerte como algo mágico y sentir que la persona pueda regresar. Son muy imaginativos, por lo que pueden preguntar mucho, preguntas muy incómodas que puede costar a veces responder. En esta edad pueden verse comportamientos poco habituales en ellos, como hacerse pis, estar más irritables, no mostrar sus sentimientos.

Continúa en página siguiente >>

<< Viene de página anterior

De 7 a 12 años	- Ya diferencian de manera más clara la realidad de la fantasía. Pueden entender lo que es la muerte, pero necesitarán ayuda para afrontarla de manera adecuada. - Su proceso empieza a parecerse al duelo adulto y pasará por fases similares.
Adolescencia	- Ya de por sí es una etapa con un proceso personal de mucho cambio muy delicado. - Pueden aparecer comportamientos de aislamiento, culpabilidad o el aplazar su propio dolor y convertirlo en rabia, impotencia o miedo.

 IMPORTANTE

En la adolescencia, por lo general, todavía no se tiene la capacidad de dominar las emociones. Es habitual que en esta etapa el recibir la noticia de fallecimiento de un ser querido puede ser un gran impacto. Es conveniente prestar especial atención a comportamientos autolesivos. El adolescente puede adquirir este comportamiento para exteriorizar y mitigar su dolor.

¿Cómo podemos ayudar a un niño a desarrollar su despedida? Existe una gran duda sobre si los niños deben participar en el ritual de despedida de un fallecido asistiendo al tanatorio o al funeral.

Los tanatorios están totalmente habilitados para atender a personas de cualquier edad. Los profesionales funerarios poseen unas habilidades sociales extremadamente cuidadosas para reaccionar en todo tipo de situaciones y saber atender en situaciones de duelo a todo tipo de personas y edades, entre ellos los niños.

Es importante escuchar al niño y dejarle decidir a él si desea asistir al velatorio. Para que tenga consciencia de la situación antes de poder decidir, hay que explicarle bien de antemano y con claridad en qué consiste esa visita y lo que va a suceder.

Tal vez dependiendo de la edad se le puede restringir la zona privada del velatorio sin tener que llegar a pasar a la zona de exposición del fallecido.

De esta manera se le hará partícipe de la despedida y se sentirá integrado en el proceso.

A continuación, se exponen algunos recursos para ayudar a los niños en el proceso de asimilación del fallecimiento y la despedida de su ser querido:

> Crear una caja de recuerdos a la que solo el niño tenga acceso. Se pueden meter cartas, fotos, dibujos, objetos que le recuerden a su ser querido. Puede guardarla, llevarla al cementerio, enterrarla en el jardín o el monte.

> Los cuentos son un gran recurso didáctico ideal para los niños.

> Sentarse con el niño en un lugar cómodo y tranquilo. Conectar con el corazón en profundidad y pensar en la persona que se ha perdido, expresar las sensaciones que vengan. Recordar los momentos vividos, expresar lo que se quedó por decir o expresar el perdón.

> Rellenar globos con pequeñas notas, mensajes dedicados al ser querido. Pueden ser garabatos si los niños son muy pequeños o dibujos, cartas, poemas, etc. Para ello, los niños son muy creativos. Podéis sugerir ideas y que ellos lo hagan a su manera. De alguna manera se trata de crear un espacio único para decirle lo importante que ha sido para él o ella y darle voz a lo que hay dentro de uno o una. Llenar el globo de helio, cerrarlo con una cuerda y soltarlo para que vuele.

> Ofrece al niño que escriba una carta o un dibujo para la persona fallecida y pídele al personal que lo introduzca en el féretro. Puede expresar su dolor o simplemente despedirse o agradecerle por los momentos vividos.

 SABÍAS QUE...

Estos recursos también son válidos para los adultos. En las situaciones de fallecimiento repentino, los seres queridos pueden sentirse con sensación de abandono y el no haber podido realizar una despedida con el fallecido puede dificultar la aceptación de la pérdida. Realizar un ritual de despedida, aunque sea simbólica, ayuda mucho en el proceso de recuperación.

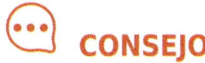

CONSEJO

Para los niños hay que buscar cuentos especializados en el duelo infantil como, por ejemplo, *El pato, la muerte y el tulipán, Adiós, abuela* o *Hasta siempre, mariposa.*

TAREA 3

Los padres de Galia, una niña de 7 años, han adoptado un gatito de 2 meses. Galia está muy contenta y le da muchos cuidados. Le da el biberón, le mantiene calentito con sus mantitas y le da muchos mimos. A las pocas semanas el gatito de Galia se pone enfermo y, tras llevarle al veterinario, su diagnóstico no es favorable. Desgraciadamente, el gatito, debido a su corta edad, no va a sobrevivir a una enfermedad común. Cuando el gatito fallece a los pocos días, Galia se siente muy triste.

¿Cómo ayudarías a Galia? ¿Qué recurso utilizarías para ayudar a Galia a realizar su ritual de despedida?

5.6. Cuidados primarios del duelo

Tener conocimientos generales básicos sobre los cuidados primarios dedicados al duelo es de vital importancia para cualquier profesional que se dedique al sector funerario, ya que diariamente nos relacionaremos con personas que se encuentran en dicho proceso.

A continuación, se exponen consejos en los cuidados primarios del duelo en la infancia:

➲ Comunicar el fallecimiento lo antes posible:

    ◖ Buscando el momento y el lugar adecuado.
    ◖ Con un lenguaje fácil y sencillo.
    ◖ No utilizar eufemismos, que generan mucha confusión, como "se ha ido", "se fue al cielo", "se ha quedado dormido para siempre".
    ◖ Si es un fallecimiento que ya se preveía, preparar al niño con antelación.

◑ En el caso de duelo anticipado, llevar al niño a ver al enfermo al hospital o al domicilio.

➲ Adaptar la comunicación:

◑ Tener en cuenta las características individuales y de la edad que tenga el niño.
◑ Ayudarnos con un cuento, relacionar con otras pérdidas conocidas para ellos y ellas, como, por ejemplo, la muerte de un animal, de alguna planta o poner un ejemplo de una película.
◑ Responder a todas sus preguntas y, si no sabemos la respuesta, decirlo claramente, nunca mentir.

➲ Compartir las emociones:

◑ Cada niño tiene su propia forma de expresar sus emociones. Mostrarse atentos y ayudarlos a que se den cuenta de que esa expresión de rabia quizás es dolor o tristeza... Es consecuencia de cómo se sienten con relación a la pérdida que acaban de experimentar.
◑ Si se vuelve a hacer pipí, es por este proceso de sentimientos, no es porque vuelvan a ser más pequeños. Hay que reforzar su autoestima en estas situaciones.
◑ Se pueden apreciar otras conductas (necesitar más atención, más contacto, succión del pulgar...). No pasa nada, darle su tiempo.
◑ Se pueden presentar signos físicos.
◑ Compartir la tristeza, la rabia, la impotencia delante de los niños. Compartir con ellos nuestras propias emociones les enseñará a poder expresar las suyas de manera sana.

➲ Somatización:

◑ Dolor de cabeza, de barriga, dolor en el pecho.

➲ Mantener las rutinas:

◑ Explicar lo que pasará de aquí en adelante. Quizás algunas cosas cambien, pero otras seguirán igual y esto les irá bien saberlo para darles seguridad.

La mejor herramienta para ayudar a una persona en proceso de duelo es el amor, el cariño y la comprensión. Sin embargo, las personas que rodean a una persona que pasa por este proceso se pueden encontrar perdidas e impotentes porque no saben qué hacer o cómo actuar para ayudar a la persona doliente.

A continuación, se exponen consejos en los cuidados primarios del duelo adulto:

- La cercanía como consuelo:

  - Demostrar que estamos cerca, pero sin invadir la privacidad. Podemos demostrar a la persona en duelo que puede contar con nosotros.
  - Un mensaje de WhatsApp recordando que estamos ahí, una llamada breve cada pocos días, una corta visita (siempre pidiendo permiso previo).

- Ofrecer planes:

  - Un paseo por el parque, una cena, una escapada al monte, algo que sea capaz de hacer, pero siempre respetando su decisión de decir que no. Cuando se vea capaz, ya dirá que sí.

- Ofrecer desahogo emocional:

  - Una reacción muy típica cuando vemos a una persona llorar es intentar animarla. Aunque lo hacemos con la mejor de las intenciones, la persona en duelo necesita llorar, gritar y enfadarse.
  - Un hombro en el que llorar es mucho más sanador que todos los ánimos del mundo.

- Habilidades sociales:

  - Ser cercanos, pero sin invadir, escucha activa, empatía y apoyar sus emociones sin juzgarlas.

 SABÍAS QUE...

Existen estadísticas médicas que revelan datos inquietantes, como puede ser que el 4 % de las personas en situaciones de duelo por fallecimiento de un ser querido fallecen en su primer año, el 90 % sufren trastornos del sueño y el 50 % padecen pseudoalucinaciones.

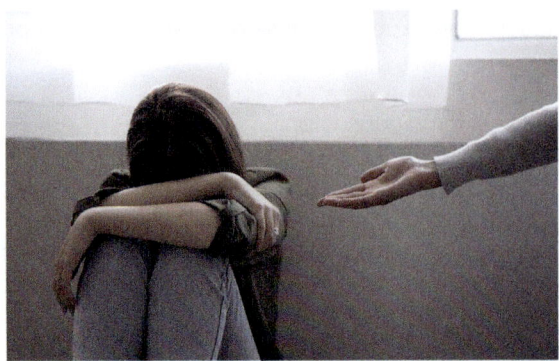

Expresión de ayuda a persona en situación de duelo

Tener pautas para saber qué hacer para ayudar a una persona doliente es importante, pero también es muy importante saber qué NO decir a una persona en duelo. Es conveniente evitar las frases recurrentes y "típicas" que más que ayudar pueden provocar más ansiedad y desconsuelo, como por ejemplo:

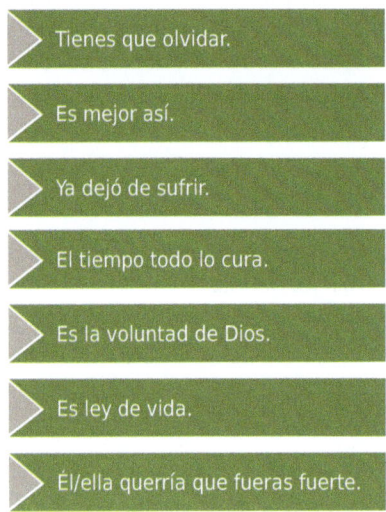

> Tienes que olvidar.

> Es mejor así.

> Ya dejó de sufrir.

> El tiempo todo lo cura.

> Es la voluntad de Dios.

> Es ley de vida.

> Él/ella querría que fueras fuerte.

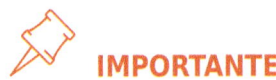

IMPORTANTE

Cada persona es única con sus sentimientos, pensamientos y sus propias habilidades. Si entendemos muy bien estas características particulares tenemos que

Continúa en página siguiente >>

<< Viene de página anterior

entender como algo básico que cada persona tiene su propio ritmo diferente para elaborar su duelo y que tiene todo el derecho de llevar sus tiempos, pasar por sus diferentes fases y no sentirse presionada ni juzgada por ello.

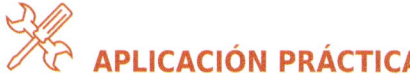 **APLICACIÓN PRÁCTICA**

Pedro es un niño de 5 años. Sus padres le comunicaron hace unos días que su tío había fallecido en un accidente laboral. Pedro no entiende bien por qué su tío se ha ido y no se ha despedido de él.

¿Qué podemos hacer para ayudar a Pedro a despedirse de una manera simbólica de su tío?

Solución

Primero hay que explicar bien a Pedro que su tío ha fallecido por un accidente laboral muy repentino y nadie ha podido despedirse (para que no se sienta desplazado en la situación de necesidad de despedirse) y después le decimos que a nosotros también nos hubiera gustado despedirnos. Después vamos a organizar una dinámica, todos juntos, para despedirnos del tío de Pedro. Compramos unos globos, escribimos notas de despedida (Pedro escribe su propia nota con dibujos para su tío), metemos las notas dentro de los globos y los hinchamos con gas helio. Después los dejaremos volar.

6. Atención *in situ* a familiares del difunto

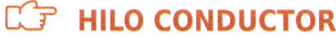 **HILO CONDUCTOR**

Marta tiene una clara vocación para esta profesión. Cada vez que ayuda a los dolientes con sus conocimientos funerarios y sus habilidades se siente plena y llena de satisfacción. Marta, como funeraria, sabe que es una de las primeras

Continúa en página siguiente >>

<< Viene de página anterior

personas con la que tienen que tratar los familiares del fallecido y eso conlleva una responsabilidad muy grande tanto a nivel profesional como emocional.

El personal de una funeraria son los encargados de recibir, atender y proporcionar todo lo necesario a los familiares y personas queridas del fallecido.

La presencia del agente funerario es una figura muy importante para las personas dolientes. Daremos una atención primaria a las familias, que confiarán plenamente en nosotros en todo el proceso.

Los familiares necesitarán orientación, ser guiados en el proceso, proporcionarles recursos y materiales, gestionarles documentación y, muy importante, sentirse seguros y en confianza en nuestras manos.

Nuestra imagen, nuestras primeras palabras y formas de tratarlos serán claves para que se sientan seguros y respaldados en todo el proceso.

En España son los servicios funerarios quienes se encargan de recoger a todos los fallecidos, independientemente del lugar de fallecimiento y de las causas de la muerte, ya sean servicios ordinarios o servicios judiciales. Es por ello por lo que la actuación con los familiares es casi inmediata y se puede realizar en diferentes ubicaciones: tanatorio, funeraria, domicilio, hospital y/o residencia.

La ley de Policía Sanitaria Mortuoria es la que regula los servicios funerarios y la que marca las actuaciones que realizar. En base a ello se orienta a los familiares sobre las opciones y alternativas que hay que realizar para proceder con el servicio funerario y el ritual de despedida de la persona fallecida.

6.1. Acogida a familiares y dolientes

En los momentos iniciales, después de un fallecimiento, es habitual que los dolientes se suelan encontrar desorientados, con muchas dudas y totalmente perdidos con los pasos que seguir.

Es labor del agente/asesor funerario, que, con mucha calma, paciencia y comprensión irá guiando y dando las pautas en todo el proceso.

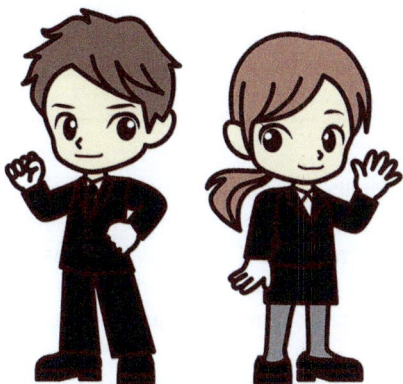

Agente-asesor/a funerario/a uniformado/a

El primer contacto con los dolientes es muy delicado y además hay que proveerlos de mucha información, tanto de temas burocráticos como de elección de ornamentos y decisiones importantes que tomar sobre la organización del servicio funerario.

Las cualidades principales que se deben tener son la paciencia y la comprensión. Es habitual que haya que repetir varias veces la información hasta asegurarnos de que toman las decisiones correspondientes, habiendo entendido y procesado bien la información sobre los pasos a seguir, la cumplimentación de las normas legales y las alternativas sobre la preparación del fallecido y su destino final.

La familia necesitará también información sobre la persona fallecida, dónde está, si ya se ha trasladado al tanatorio, si está en buenas manos, qué le están haciendo, dónde está descansando, si le pueden ver... Necesitan que se les traslade información para tener la tranquilidad de que el fallecido está siendo tratado con respeto y dignidad.

Ante todas esas preguntas se debe tener mucho cuidado con las palabras que se utilizan para contestar, ya que, en el estado emocional tan delicado en el que se encuentran, alguna palabra no adecuada puede crear un trauma permanente en los familiares, siendo mucho más frecuente provocar estas lesiones psicológicas cuando los familiares dolientes están en estados de *shock* por tipos de fallecimientos traumáticos o repentinos.

NOTA

Se recibirá a los familiares en un lugar tranquilo en el que se sientan acogidos, ya que en muchas ocasiones necesitan un poco de tiempo para asimilar la situación y empezar con los trámites del proceso. Todas las funerarias tienen habilitados espacios de máxima privacidad e intimidad para realizar los trámites, provistos de mesas y sillas para la comodidad que se requiere.

Si la intervención con los familiares requiere ser hecha en un centro sanitario, todos ellos disponen de salas aisladas y privadas para tal fin con las mismas características.

Si la intervención es en el domicilio, nos dejaremos llevar por la familia, donde ellos se encuentren más cómodos para el proceso.

Consejos para atender a familiares y dolientes

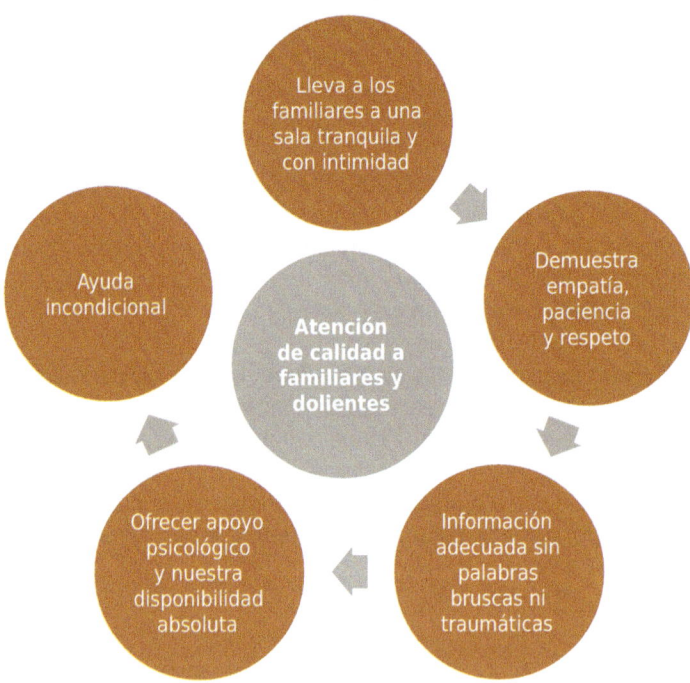

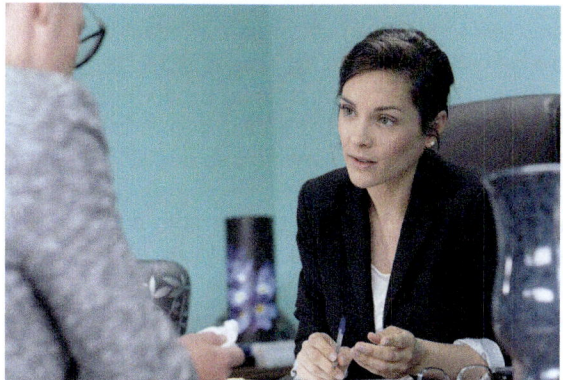

Agente funeraria en sala privada con familiar doliente

6.2. Atención a los visitantes

Las personas asistentes al tanatorio se dividen en dos grupos:

> **Familiares**
> - Padres/madres, hermanos/as, hijos/as, primos/as, sobrinos/as, cónyugues, etc.

> **Visitantes**
> - Conocidos/as, vecinos/as, compañeros/as de trabajo, etc.

Dentro del círculo cercano del fallecido, una persona deberá adquirir la responsabilidad de pronunciarse como declarante del servicio funerario. Lo más común es que sea un familiar directo, pero este rol lo puede adquirir cualquier persona, ya sea familiar o visitante.

El declarante debe estar muy bien informado sobre la responsabilidad que ello conlleva y dejarlo reflejado mediante documento escrito y firmado, expedido por la funeraria.

La responsabilidad adquirida conlleva ser el responsable de los trámites administrativos y facilitar las autorizaciones oportunas necesarias a la funeraria para la realización de trámites burocráticos, el manejo del finado y toda la elección de lo necesario para el servicio funerario. También se hará cargo de recoger la factura funeraria y su correspondiente pago.

En la funeraria toda información es de carácter privado y rigurosamente acogida a la LOPDGDD (Ley Orgánica 3/2018, de 5 de diciembre, *de protección de datos personales y garantía de los derechos digitales),* el declarante será el único al que se le facilite toda la información y tendrá potestad sobre toda información relativa al servicio y su decisión de transmisión de esta.

En general, la atención que se presta tanto a familiares como a visitantes debe tener la misma calidad de servicio, no habiendo distinciones por parentesco ni cercanía.

 ## ACTIVIDAD COMPLEMENTARIA

17. Imagínate que en tu barrio ha sucedido el suicidio de un vecino, pero nadie sabe en qué circunstancias se produjo. Tu vecina del 5.º es muy curiosa y se desplaza al tanatorio con la intención de preguntar cómo se suicidó su vecino. ¿Crees que en el tanatorio le darán la información que busca? Argumenta tu respuesta.

6.3. Orientación legal

El agente funerario tiene un amplio conocimiento de la ley que regula los servicios funerarios: Decreto 2263/1974, de 20 de julio, por el que se aprueba el Reglamento de Policía Sanitaria Mortuoria.

Dicha ley regula a nivel estatal y de forma general, existiendo en cada comunidad autónoma su propia regulación autonómica, la cual respeta la ley estatal, pero con algunas modificaciones adaptadas a las necesidades de la comunidad. Toda documentación, tanto privada como pública, y las pautas de actuación ante una defunción deben respetar la ley de Policía Sanitaria Mortuoria. Los funerarios serán los responsables de facilitar a los familiares la información en la ley vigente respecto a cómo proceder legalmente en las situaciones de fallecimiento, tiempos que respetar, documentación oficial y todo lo que puedan precisar.

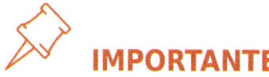

IMPORTANTE

Surgirán ocasiones en las que las familias recurrirán a los servicios funerarios para adquirir toda esa información antes de que la persona haya fallecido e incluso la misma persona puede querer recabar toda información legal en vida para dejar su funeral organizado.

Existen algunos aspectos legales prioritarios importantes que la familia debe saber:

1. **Certificado médico de defunción.** Documento oficial que acredita y confirma el fallecimiento de una persona. Solo puede ser rellenado y firmado por un médico colegiado. Es el primer documento que se obtiene tras el fallecimiento. Sin este documento no se puede trasladar el cuerpo ni realizar ningún trámite. Debe ser entregado al agente funerario encargado del servicio. Se entregará al registro civil correspondiente para realizar la inscripción de la defunción. Tienen que saber que el documento original se lo quedará el registro civil. El funerario proporcionará una copia a los familiares.
2. **Certificado literal de defunción.** Documento oficial definitivo expedido por el registro civil. Con este documento la familia ya puede realizar todo trámite oportuno. Se recogen en el registro civil, respetando los plazos que el registro nos haya indicado.
3. **Servicio judicial.** Si el fallecimiento se ha procesado como un servicio judicial (esto suele ocurrir en muertes traumáticas y repentinas), habrá que informar a los familiares de lo que ello conlleva, los pasos que seguir y los plazos. Así mismo, hay que informar de la ubicación del instituto médico forense donde se ha trasladado el cuerpo y cuándo podrá disponer de él la funeraria para el posterior traslado al tanatorio. En el caso de servicio judicial no se dispone de certificado médico de defunción, ya que es sustituido por otro documento interno judicial (carta orden) y rellenado por el médico forense.
4. **Destino final del fallecido.** En España la ley marca como opciones al destino final del finado la inhumación en cementerio autorizado o incineración en horno crematorio regulado solo para uso de cremación de cadáveres humanos.
5. **Certificado de últimas voluntades y de seguros.** Es un mismo formulario para realizar la petición de ambos casos, el modelo 790. Su función es solicitar información al Ministerio de Justicia sobre dicha información.

Se notifica mediante certificado oficial si la persona fallecida dejó inscrito testamento y si poseía algún tipo de seguro tanto de vida como de defunción.

 SABÍAS QUE...

En el mercado existen diferentes tipos de hornos crematorios y no todos son para humanos:

- Hornos incineradores para residuos hospitalarios.
- Hornos incineradores para residuos industriales.
- Hornos crematorios para cadáveres.
- Hornos crematorios para animales.

7. Resumen

La muerte en España es un tema que se aborda con una mezcla de tradiciones religiosas, arraigos culturales y cambios sociales. Hay una gran importancia en los rituales de despedida y en el apoyo emocional a quienes están en duelo, mientras que también se están produciendo cambios y debates en relación con los derechos y decisiones al final de la vida.

Es importante tener en cuenta las necesidades particulares de cada persona y sus necesidades en el proceso de duelo individual. Cada persona tiene sus ritmos y sus etapas.

En los fallecimientos traumáticos los familiares es muy probable que se encuentren en un estado de *shock* y se deberá prestar especial atención a las palabras que utilicemos, ya que podemos crear un trauma psicológico.

Los niños también juegan un papel importante en el duelo familiar y es recomendable hacerlos partícipes de ello y realizar dinámicas de despedida para asimilar la pérdida.

Prestamos servicio funerario tanto a familiares como a visitantes con atención, empatía, paciencia y respeto.

Trasladamos a los familiares todo nuestro conocimiento sobre las leyes que regulan los servicios funerarios para orientarlos y ayudarlos en todo lo que precisen durante todo el servicio funerario.

Ejercicios de autoevaluación
Unidad de Aprendizaje 2

1. ¿Qué es el duelo?

_____

_____

_____

_____

2. Las religiones occidentales son:

    a. Católica, protestante, musulmana y judía.
    b. Católica, judía, ortodoxa y testigos de Jehová.
    c. Católica, ortodoxa y protestantes.
    d. Católica, protestante, ortodoxa y judía.

3. Indica si las siguientes oraciones son verdaderas o falsas referentes al *shock* y el trauma psicológico:

    a. El *shock* y el trauma psicológico son respuestas emocionales intensas y disfuncionales.

        ■ Verdadero
        ■ Falso

    b. El trauma psicológico es una respuesta inmediata y abrumadora.

        ■ Verdadero
        ■ Falso

    c. El *shock* tiene un impacto duradero, es una respuesta intensa y prolongada.

        ■ Verdadero
        ■ Falso

d. El *shock* psicológico puede producirse por un fallecimiento causado por enfermedad de larga duración.

- Verdadero
- Falso

4. Menciona y explica dos características importantes del duelo:

_____
_____
_____
_____
_____
_____
_____
_____

5. Indica las fases del duelo:

_____
_____
_____
_____

6. Relaciona los diferentes pasos positivos que seguir en la evolución del duelo con su descripción adecuada:

a. No tomes decisiones importantes.
b. Controla la paciencia.
c. No tengas prisa con recuperarte.
d. No dejes de pedir ayuda

___ Ignora los consejos que te dicen cómo tienes que sentirte, pero hazlo con paciencia y amor.
___ En los primeros meses es tentador tomar decisiones de huida. No es momento de decidir vender tu casa, cambiar de trabajo, cambiar de casa.
___ Gesto corporal.
___ Tómate tu tiempo para sanarte. Coge los días que necesites.
___ No desconectes de los tuyos, dales la oportunidad de estar cerca de ti.

7. Cuando en una familia ocurre un fallecimiento y no se hace partícipes a los niños de esta situación...

    a. ... se les dificulta la madurez emocional.
    b. ... se les protege del dolor y de esa manera no les produce un trauma psicológico.
    c. ... no se les dan herramientas necesarias para gestionar su pérdida adecuadamente.
    d. Las opciones a y c son correctas.

8. Indica si las siguientes oraciones son verdaderas o falsas referentes al duelo en los niños según la edad:

    a. De 0 a 3 años, todavía no entienden el concepto de muerte, pero sí perciben los sentimientos de abandono y de separación que les genera la persona que falta.

        ■ Verdadero
        ■ Falso

    b. De 4 a 7 años, entienden perfectamente la muerte, pero la entienden de una forma reversible y provisional.

        ■ Verdadero
        ■ Falso

    c. De 7 a 12 años, todavía no diferencian la realidad de la fantasía. Pueden entender lo que es la muerte, pero necesitarán ayuda para afrontarla.

        ■ Verdadero
        ■ Falso

9. Relaciona los aspectos legales importantes que la familia debe saber:

    a. Servicio judicial
    b. Certificado médico de defunción
    c. Certificado literal de defunción
    d. Destino final del fallecido
    e. Certificado de voluntades y seguros

— Servicios con situación de fallecimiento de muertes traumáticas y repentinas. Informar de la ubicación del instituto médico forense donde se ha trasladado el cuerpo.
— Documento oficial que acredita la muerte rellenado y firmado por médico colegiado.
— Inhumación o incineración.
— Documento oficial definitivo expedido por el registro civil.
— Formulario 790.

10. El agente funerario tiene un amplio conocimiento de la ley que regula los servicios funerarios. Esta ley es:

a. Decreto 2263/1974, de 20 de junio, por el que se aprueba el Reglamento de Policía Sanitaria Mortuoria.
b. Decreto 2364/1973, de 20 de julio, por el que se aprueba el Reglamento de Policía Sanitaria Mortuoria.
c. Decreto 2264/1975, de 20 de julio, por el que se aprueba el Reglamento de Policía Sanitaria Mortuoria.
d. Decreto 2263/1974, de 20 de julio, por el que se aprueba el Reglamento de Policía Sanitaria Mortuoria.

Clasificación de instalaciones funerarias

Contenido

Objetivos

Los objetivos específicos de esta Unidad de Aprendizaje son:

→ Enumerar las instalaciones del servicio funerario que podrían enseñarse a la persona solicitante y/o familiares, atendiendo a las posibles demandas.

→ Identificar las zonas limitadas y privadas solo para el personal funerario.

→ Saber guiar a los familiares por las zonas adecuadas habilitadas para ellos durante su estancia en el servicio funerario.

1. Introducción

Las empresas funerarias y los tanatorios disponen de diferentes instalaciones y espacios para prestar sus servicios.

Algunas de sus instalaciones son de uso privativo solo para personal funerario y trabajadores de la empresa, otras de uso común para todos los usuarios y también algunas estancias son de uso solo para los familiares y visitantes del fallecido.

También existen estancias concretas donde solo puede estar la persona fallecida durante el tiempo que permanezca en las instalaciones.

Marta, que lleva unos meses trabajando en el tanatorio, ya sabe dónde puede llevar a los familiares y dónde no. Cuando llega una familia a contratar un servicio funerario los lleva a varios espacios en específico para realizar la contratación del servicio y para que los familiares elijan las cosas necesarias para llevar a cabo su realización.

2. Características, usos y horarios

 HILO CONDUCTOR

Marta, que lleva un tiempo trabajando en la empresa Pompas Fúnebres Azul, ya sabe identificar todas las áreas del tanatorio. Hasta ahora Marta, como agente funeraria, siempre ha estado con las familias en varios espacios habilitados para ello; también les enseña dónde tienen sus salas específicas y privadas para velar a su ser querido, los baños que tienen disponibles, cafetería que les proporciona cualquier bebida que quieran consumir o la floristería para adquirir cualquier ornamento floral.

Pero, después de tanto tiempo, Marta tiene curiosidad y le apetece mucho ver algunas zonas privadas como, por ejemplo, la zona de preparación de difuntos, llamada *el laboratorio*. ¿Dónde está esta zona? ¿Cómo es ese laboratorio? ¡En este apartado, Marta lo va a descubrir!

Antes de empezar a describir las instalaciones funerarias, vamos a concienciarnos sobre qué es una funeraria y qué es un tanatorio.

En la ley de Policía Sanitaria Mortuoria de cada comunidad lo especifica en su artículo dedicado a las definiciones.

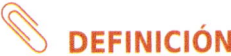

DEFINICIÓN

Empresas funerarias
Son aquellas que prestan los servicios de manipulación y acondicionamiento de cadáveres y transporte de estos, junto con el suministro de bienes y servicios complementarios para dichos fines.

Tanatorios y velatorios
Establecimientos funerarios debidamente autorizados como lugar de etapa intermedia del cadáver entre el lugar de fallecimiento y el destino final, que reúnan las condiciones establecidas en el presente decreto.

IMPORTANTE

Cada comunidad tendrá que mirar su decreto en específico de Policía Sanitaria Mortuoria para buscar los artículos en concreto.

2.1. Funeraria

Es un establecimiento o empresa dedicada a ofrecer servicios relacionados con el proceso de funeral y sepelio de una persona fallecida. Se ofrece apoyo a los familiares y amigos del difunto, así como se realizan todas las gestiones y procedimientos necesarios para llevar a cabo todo el rito funerario de acuerdo con las preferencias y tradiciones de los familiares.

Los servicios que ofrecen las funerarias incluyen la preparación y embalsamamiento del cuerpo, velatorios, ceremonias fúnebres, cremaciones, entierros, asesoramiento legal y gestión de trámites.

Las funerarias son un lugar donde se brinda atención y cuidado a las familias en momentos de duelo y se busca proporcionar un entorno respetuoso y adecuado para despedir al ser querido de manera digna.

Sus servicios están disponibles 24 h los 365 días al año.

La ley de Policía Sanitaria Mortuoria hace mención a las funerarias de esta manera:

1 - Los servicios funerarios tendrán la consideración de servicios básicos para la comunidad y podrán ser prestados por las Administraciones Públicas, por empresas públicas, mixtas o privadas, y en régimen de concurrencia competitiva.

2 - Corresponde a los Ayuntamientos la regulación de los servicios funerarios en su municipio.

3 - Las dependencias de tránsito y estancia de familiares y acompañantes tendrán acceso y circulaciones independientes de las de tránsito y exposición de cadáveres.

2.2. Tanatorio

Es un lugar específico dentro de una funeraria con instalaciones dedicadas al cuidado de los difuntos, donde también se lleva a cabo el velatorio del fallecido.

En un tanatorio se habilitan salas acondicionadas para que los familiares, amigos y allegados puedan despedirse del difunto, ofreciendo un espacio adecuado para la visita y las muestras de condolencia y el apoyo mutuo en momentos de duelo.

En estas instalaciones se suele disponer de espacios para la exposición del féretro, así como salas privadas para la familia, servicios de cafetería, áreas de descanso y otros servicios para facilitar la estancia de los visitantes durante el velatorio.

 **NOTA**

Sus horarios son amplios, siendo jornadas de 12 h los 365 días al año.

Los tanatorios son importantes espacios para el proceso de duelo y permiten a los seres queridos reunirse para honrar la memoria del difunto y su despedida.

Las funerarias están regidas por normas éticas y profesionales para garantizar un servicio de calidad y respetuoso hacia las familias que están atravesando un duelo.

Las condiciones específicas de los tanatorios, indicadas por Sanidad Mortuoria, son las siguientes:

1. Todos los tanatorios, además de cumplir las condiciones generales establecidas, dispondrán al menos de las siguientes dependencias:

   a. Sala destinada a la exposición de cadáveres.
   b. Sala destinada a realización de tanatopraxia, que será de dimensiones adecuadas, con ventilación directa o forzada, paredes lisas de revestimiento lavable y suelo impermeable con desagüe. Estará dotada de lavabo con dispositivo de acción no manual, mesa de trabajo impermeable de fácil limpieza y desinfección y cámara frigorífica para la conservación de cadáveres.
   c. Aseos anexos a la sala de tanatopraxia para uso exclusivo del personal, que incluyan inodoro, lavamanos y ducha.

2. Las dependencias de tránsito y estancia de familiares y acompañantes tendrán accesos y circulaciones independientes de las de tránsito, permanencia, tratamiento y exposición de cadáveres.

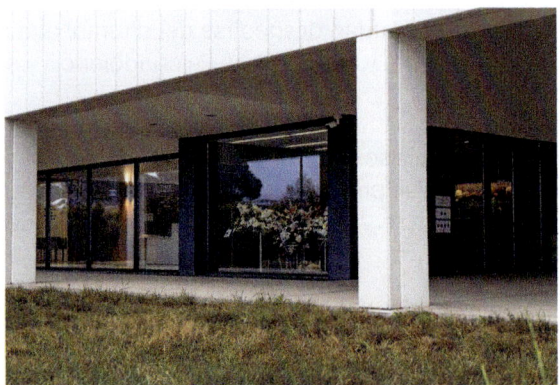

Tanatorio (© Fotografía: Juan Gordillo / Shutterstock.com)

2.3. Velatorio

Son espacios destinados para que familiares y amigos puedan despedirse del difunto, compartir recuerdos y expresar sus condolencias. Son estancias privadas solo para acceso de los familiares y visitantes del difunto.

Cuentan con una sala de estar; es un espacio para que las familias puedan descansar, reunirse y recibir a los visitantes durante el velatorio, provistas de sofás, sillas y mesas.

Los horarios de apertura suelen ser extensos, llegando a alcanzar las 10 h diarias e incluso hay empresas que lo alargan hasta horarios nocturnos o incluso dan servicio durante toda la noche.

Serán los familiares los que decidan alargar o acotar el horario del velatorio.

Sanidad Mortuoria regula los velatorios de esta manera:

1. Los velatorios, además de cumplir las condiciones generales establecidas, dispondrán de agua y, al menos, de una sala destinada a la exposición de cadáveres, que constará de dos estancias incomunicadas entre sí, una para la exposición del cadáver y otra para el público, separadas por una cristalera impracticable, que permita la visión directa del cadáver.
2. La estancia del cadáver contará con ventilación independiente y una temperatura de cuatro grados centígrados. Si hubiera más de una sala, cada una de ellas será independiente de las demás.
3. Las dependencias de tránsito y estancia de familiares y acompañantes tendrán acceso y circulaciones independientes de las de tránsito y exposición de cadáveres.

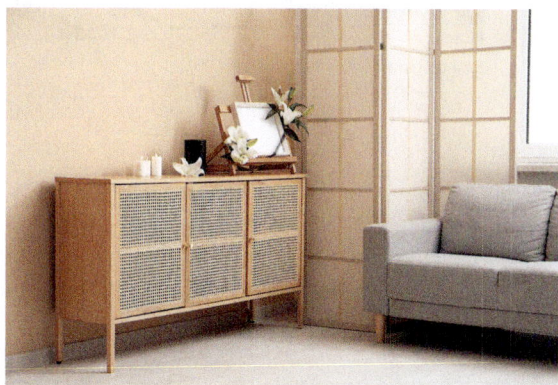

Sala de velatorio para despedida de familiares

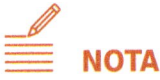

NOTA

El espacio habilitado para el fallecido separado por una cristalera y con temperatura especial para su conservación se llama *túmulo*. Es una estancia de uso
solo para el fallecido.

2.4. Sala de tanatopraxia/laboratorio

Se trata de la sala donde se realizan los procesos de preparación y cuidado
del difunto (tanatopraxia/tanatoestética). También dispondrán de las instalaciones de refrigeración necesarias según reglamentación vigente.

Estas instalaciones no son accesibles para familia ni visitantes, solo tienen
acceso los tanatopractores y agentes funerarios.

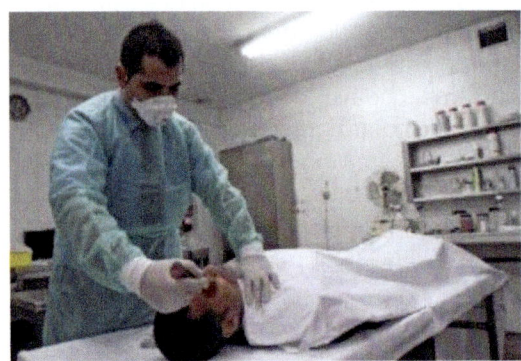

Sala de tanatopraxia/laboratorio

2.5. Capilla

Se trata del espacio para la realización de ceremonias religiosas o la celebración de servicios conmemorativos en honor al difunto. Pueden ser religiosas
o laicas.

Los actos de despedida en capilla se pueden oficiar por cualquier persona
que designe la familia (personal funerario, los mismos familiares, etc.).

Los horarios en apertura son extensos, las capillas están disponibles dentro del horario de apertura del tanatorio.

2.6. Recepción

La recepción es un lugar muy importante dentro de las instalaciones funerarias. Es lo primero que ven los familiares y visitantes al llegar a las instalaciones; es donde van a pedir cualquier orientación que necesiten, información, peticiones, etc.

También, en muchos tanatorios, es donde se encuentra la pantalla de información de la sala donde se encuentra cada fallecido y en muchas ocasiones su fotografía e identificación personal.

El personal encargado de la recepción tiene altas capacidades en la atención a familiares, como pueden ser la empatía, la escucha activa, la tramitación de peticiones, la atención telefónica, los encargos florales, la orientación, etc.

Los horarios en apertura son extensos, de 10 h, y de 24 h la atención telefónica para comunicación de decesos.

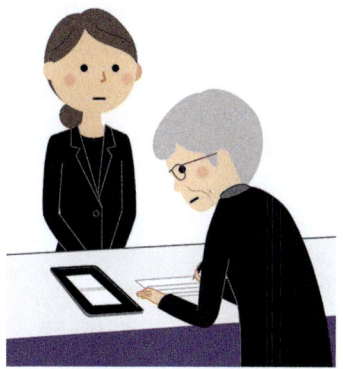

Recepción funeraria

2.7. Oficinas administrativas

Es el espacio donde se realizan los trámites y gestiones necesarios relacionados con los servicios funerarios: preparación de presupuestos, facturación, contabilidad, registros, financiación, documentación de compraventa, nóminas, proveedores, etc.

Es de uso exclusivo para la administración de la empresa.

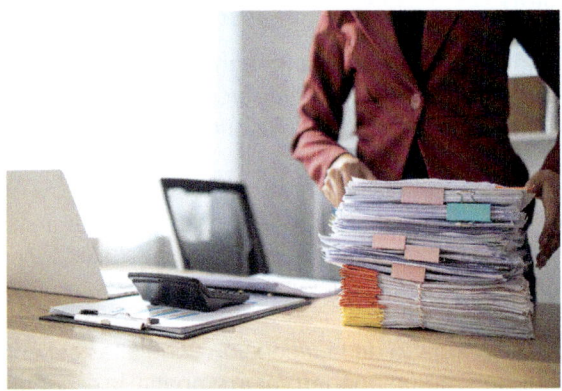

Tramitación documental en oficina administrativa

2.8. Oficina/sala de reuniones

Espacio para la realización de reuniones privadas entre familiares y el personal funerario para organizar los detalles y la contratación del servicio. Zona con máxima privacidad y calidez dedicada a la atención personalizada a los dolientes.

Tiene horario abierto durante la jornada diaria.

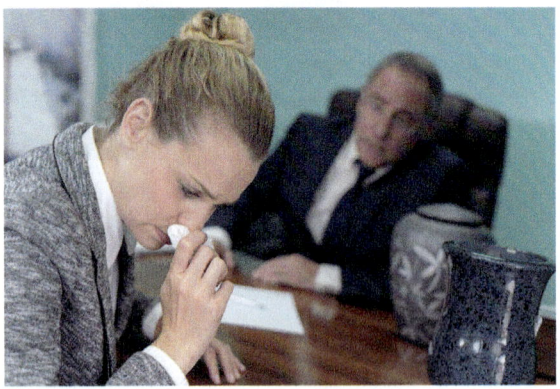

Sala de reuniones con familiares dolientes

2.9. Sala de exposición de productos funerarios

En estas instalaciones las familias, en conjunto con el asesoramiento del personal funerario, deberán tomar importantes decisiones sobre la compra de los diferentes productos relacionados con la persona fallecida.

En ocasiones, la persona en vida ya dejó toda la compra decidida y elegida, y así lo expresa en su última voluntad, reflejada en la funeraria.

Esta compra tiene una gran carga emocional para los familiares y, en muchas ocasiones, debido al estado emocional en el que se encuentran, no se ven capaces de tomar decisiones.

Tiene horario abierto durante la jornada diaria.

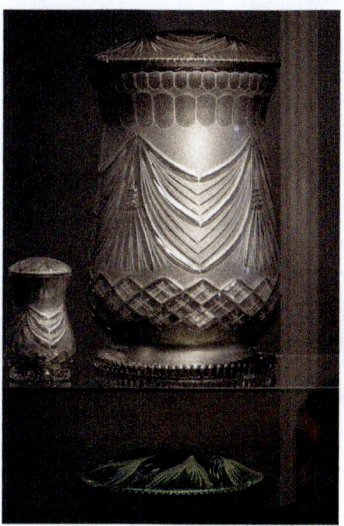

Exposición de urnas fúnebres (© Fotografía: Fotokon / Shutterstock.com

2.10. Floristería

Algunas funerarias cuentan con floristerías dentro de sus instalaciones funerarias. Sin embargo, otras contratan estos servicios con empresas externas.

Son estas las que se encargan de proveer a la funeraria de los arreglos oportunos a petición de los familiares. Los horarios de apertura y cierre de estas instalaciones suelen ser el horario comercial habitual de comercio, pero prestan servicio de pedidos por teléfono en horario más amplio para pedidos de la funeraria.

2.11. Cafetería

Es habitual que las funerarias dispongan de instalaciones de cafetería. Las jornadas de velatorio suelen ser largas y pesadas; se agradece tener disponible para familiares y visitantes estos servicios.

Los horarios de estas instalaciones son los mismos que los de la funeraria. De esta manera, las familias siempre están atendidas durante su estancia de velatorio y tienen disponible servicio de bebidas, agua, cafés, refrescos, etc. Son de uso común tanto para clientes como para trabajadores.

Suelen ser de estilo acogedor y espacioso entre mesas para brindar privacidad de conversación a los familiares.

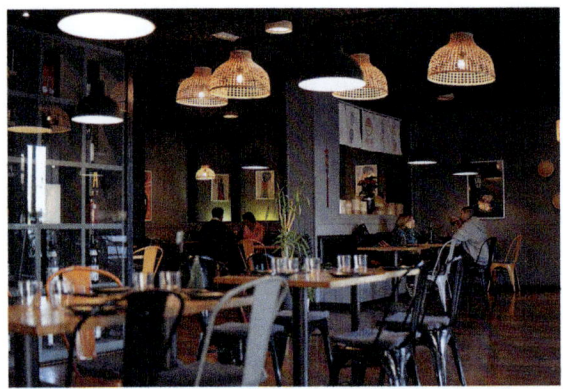

Ejemplo de cafetería en tanatorio (© Fotografía: EduBFoto / Shutterstock.com)

2.12. Área de estacionamiento privado

Se trata del espacio de estacionamiento privado destinado para que los visitantes puedan estacionar sus vehículos durante su visita a las instalaciones funerarias.

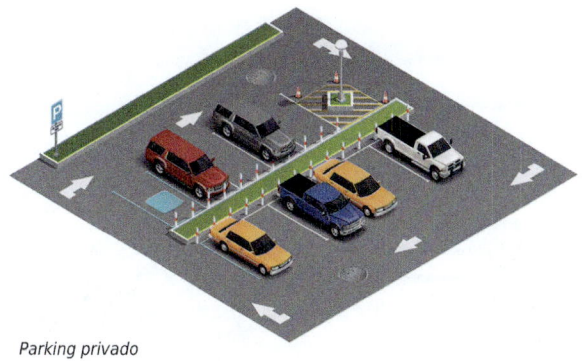

Parking privado

2.13. Horno crematorio

Algunos tanatorios disponen de sus propias instalaciones de hornos crematorios. Es una gran ventaja y comodidad, tanto para la empresa como para las familias, ya que de este modo se da destino final al fallecido sin tener que realizar traslados a otros lugares.

Los horarios de incineración son durante todo el día; será el tanatorio quien marque sus propios horarios para cada servicio de incineración.

Si se dispone de estas instalaciones, a la misma vez se subdividen en otras instalaciones anexas:

Sala de preparación	- Es una sala adyacente al incinerador. En ella se practican las operaciones tanatológicas necesarias (extracción de marcapasos, retirada de objetos que solicite la familia, etc.) y las de preparación del féretro para su incineración.

Sala de despedida	- En esta sala los familiares podrán despedirse por última vez de su familiar. Desde esta sala se puede presenciar la introducción del féretro en el horno crematorio tras una pared de cristal.

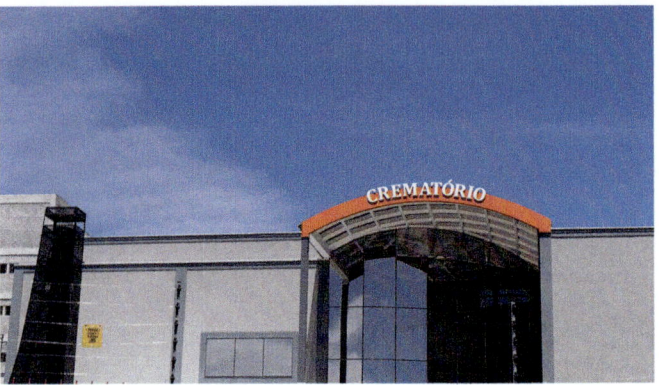

Entrada a instalaciones de horno crematorio (© Fotografía: Leonidas Santana / Shutterstock.com)

 SABÍAS QUE...

Como medida de seguridad, los dispositivos electrónicos de los que sea portador el cadáver, como los marcapasos, deben ser retirados del cuerpo si este va a ser incinerado, ya que pueden explosionar dentro del horno crematorio provocando graves daños. Esta práctica se realizará en la sala de preparación adyacente al horno crematorio.

 ACTIVIDAD COMPLEMENTARIA

18. Realiza una búsqueda y reúne información sobre qué productos se exponen para su venta a las familias en la sala de exposición de productos funerarios.

 TAREA 4

Imagínate que eres agente funerario y desempeñas tu labor profesional en la funeraria de tu localidad. Se acerca al tanatorio una familia y los atiendes. Esta

Continúa en página siguiente >>

<< Viene de página anterior

familia quiere contratar un servicio funerario. Después de realizar la contratación te piden ver las instalaciones.

Explica cuáles son los lugares donde vas a atender a los familiares y qué instalaciones vas a enseñarles.

2.14. Cementerio

Es un espacio de descanso eterno para las personas fallecidas. Es un lugar que, debidamente acondicionado, presta servicio para realizar inhumaciones de cadáveres, restos cadavéricos o cenizas.

El Decreto 2263/1974, de 20 de julio, por el que se aprueba el Reglamento de Policía Sanitaria Mortuoria, indica en su artículo 47 lo siguiente:

Cada Municipio habrá de tener un cementerio, por lo menos, de características adecuadas a su densidad de población autorizado por la Jefatura Provincial de Sanidad.

Podrán crearse cementerios mancomunados, que sustituyan a los anteriores, al servicio de dos o más municipios.

Las unidades de espacios de enterramiento se clasifican en dos tipos:

a. Construcción municipal
b. Construcción particular

Para la inhumación de cadáveres o restos cadavéricos y de cenizas existen varias opciones de enterramiento:

a. **Tumba:** lugar de descanso del cadáver bajo tierra; puede tener construida una lápida sobre ella.

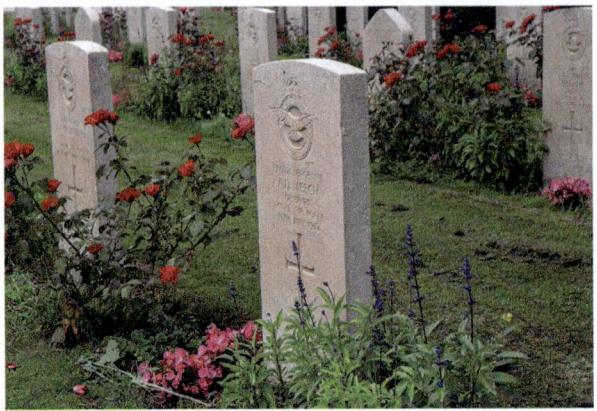

Tumba con lápida (© Fotografía: Dutchmen Photography / Shutterstock.com)

b. **Nicho:** tabiques de hormigón apilados entre sí con varias alturas, con espacio suficiente para la introducción del féretro.

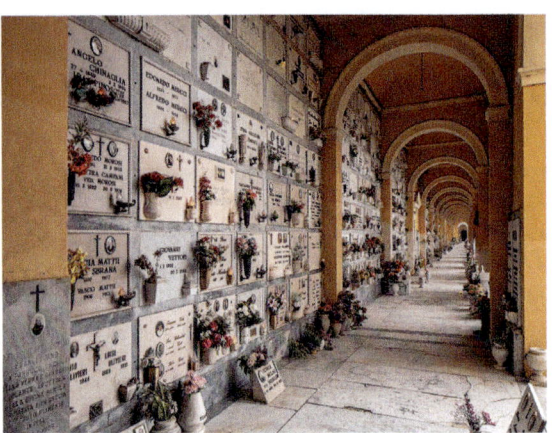

Nicho mortuorio (© Fotografía: Framarzo / Shutterstock.com)

c. **Bóveda:** estructura arqueada formada por arcos. Construcción destinada a alojar más de un cadáver dentro de su correspondiente ataúd.

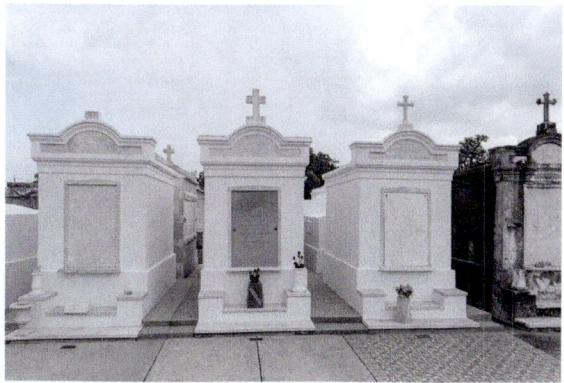

Bóveda mortuoria (© Fotografía: Ute Sonja Medley / Shutterstock.com)

d. **Columbario:** construcción en forma de edificio con huecos destinados para depositar urnas de cenizas.

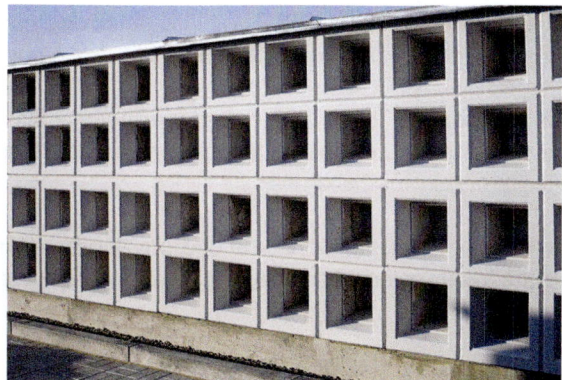

Columbario

e. **Panteón:** monumento funerario donde se entierra a varias personas; lo habitual es que sean de la misma familia.

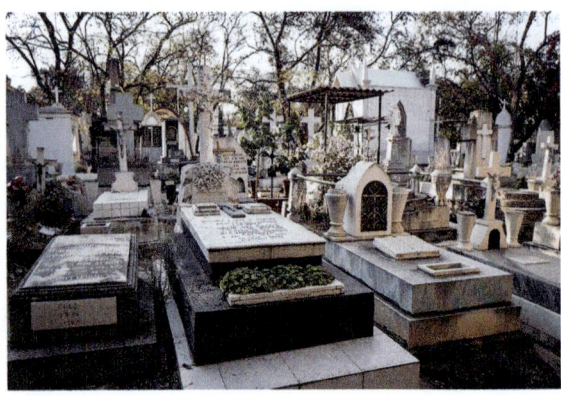

Panteón mortuorio (© Fotografía: NYCKellyWilliams / Shutterstock.com)

3. Resumen

Una empresa funeraria presta servicios integrales dedicados a la contratación de todo lo relacionado con el fallecimiento de una persona.

El tanatorio dispone de todas las instalaciones necesarias tanto para la prestación de servicio de cuidados del fallecido como para la atención personalizada a las familias y los visitantes.

Se diferencian entre instalaciones de uso privado para familiares y de uso privado para los trabajadores de la empresa, siendo algunas instalaciones de uso común.

Los horarios de las funerarias y de los tanatorios son amplios, llegando a estar disponibles las 24 h, los 365 días del año.

Es importante trasladar la información adecuada a los usuarios del establecimiento sobre las zonas de uso y sus horarios.

Ejercicios de autoevaluación
Unidad de Aprendizaje 3

1. ¿Cómo define el Decreto de Policía Sanitaria Mortuoria a los tanatorios y velatorios?

a. Lugar de fallecimiento que, a los efectos de la presente reglamentación, es una vivienda o un centro hospitalario.

b. Son aquellas que prestan los servicios de manipulación y acondicionamiento de cadáveres y transporte de los mismos, junto con el suministro de bienes y servicios complementarios para dichos fines.

c. Establecimientos funerarios debidamente autorizados como lugar de etapa intermedia del cadáver entre el lugar de fallecimiento y el destino final, que reúnan las condiciones establecidas en el presente decreto.

d. Lugar público donde se celebran los ritos funerarios.

2. ¿Qué es el laboratorio en un tanatorio y quién tiene acceso a ellos?

_____

_____

3. Elige la respuesta correcta sobre el espacio de recepción en el tanatorio:

a. Los horarios en apertura son extensos de 10 h, y de 24 h la atención telefónica para comunicación de decesos.

b. El personal encargado de la recepción tiene altas capacidades en la atención a familiares, como pueden ser la empatía y la escucha activa.

c. Es donde los familiares y visitantes van a pedir cualquier orientación que necesiten, información, peticiones, etc.

d. Todas las opciones son correctas.

4. Indica si las siguientes oraciones son verdaderas o falsas:

a. Las salas de reuniones son espacios privados entre familiares y el personal funerario para organizar los detalles y contratación del servicio.

- ■ Verdadero
- ■ Falso

b. En la sala de exposición de productos funerarios se toman decisiones sobre la compra de los diferentes productos relacionados con la persona fallecida.

- ■ Verdadero
- ■ Falso

c. Las oficinas administrativas son de uso para familiares y visitantes.

- ■ Verdadero
- ■ Falso

d. Todos los tanatorios disponen de instalaciones de floristería para uso de las familias y visitantes.

- ■ Verdadero
- ■ Falso

5. Elige la respuesta correcta sobre las instalaciones de horno crematorio:

a. Los horarios de incineración son durante la mañana, pero será el tanatorio quien marque sus propios horarios para cada servicio de incineración.
b. Las instalaciones de horno crematorio tienen anexas una sala para preparar al difunto para la incineración y otra sala para que los familiares puedan despedirse y visualizar la incineración.
c. Los tanatorios disponen de sus propias instalaciones de hornos crematorios.
d. Suelen ser de estilo acogedor y espacioso para brindar privacidad de conversación a los familiares.

6. Indica las instalaciones funerarias que existen o pueden existir dentro de un tanatorio:

_____

_____

_____

_____

_____

_____

_____

7. Las unidades de espacios de enterramiento se clasifican en:

     a. Construcciones mixtas.
     b. Construcciones municipales.
     c. Construcciones particulares.
     d. Las opciones b y c son correctas.

8. Indica tres características de las cafeterías de un tanatorio:

_____

_____

_____

_____

9. Indica si las siguientes oraciones son verdaderas o falsas:

     a. En ocasiones la persona fallecida ya en vida dejó decidida y realizada la compra de los productos funerarios.

        ■ Verdadero
        ■ Falso

     b. Las áreas de estacionamiento de un tanatorio son de uso público.

        ■ Verdadero
        ■ Falso

c. Para los familiares es relativamente fácil realizar la compra de productos funerarios en la sala de exposición de dichos productos.

- Verdadero
- Falso

10. Relaciona las diferentes opciones de enterramiento con su descripción adecuada:

a. Tumba
b. Nicho
c. Bóveda
d. Columbario
e. Panteón

__ Estructura arqueada formada por arcos.
__ Monumento funerario donde se entierra a varias personas de la misma familia.
__ Tabiques de hormigón apilados entre sí.
__ Construcción en forma de edificio con huecos.
__ Inhumación bajo tierra.

Exposición de productos y servicios funerarios

Contenido

Objetivos

Los objetivos específicos de esta Unidad de Aprendizaje son:

→ Identificar los diferentes productos funerarios para su venta, según criterios de necesidad de servicio y tipología de producto.

→ Clasificar las características de los productos funerarios en función de la demanda del servicio.

→ Aprender a desarrollar técnicas de venta directa en función de la necesidad de familiares y visitantes.

→ Adquirir conocimiento sobre los servicios a los que se puede optar en una empresa funeraria.

1. Introducción

Las empresas funerarias disponen de diferentes productos para su venta. Existen productos que son básicos en cualquier tipo de servicio funerario y otros son opcionales.

La reglamentación de Policía Sanitaria Mortuoria de nuestro país regula las opciones de destino final de los fallecidos y sus condiciones. Con base en ello están marcados los productos básicos funerarios necesarios y sus características específicas según la toma de decisiones de los familiares.

El personal funerario debe tener toda la información adecuada para asesorar, aconsejar y guiar en la compra de los productos, siendo los familiares los que tomen la decisión final sobre las diferentes alternativas que se les planteen y teniendo la información real sobre los productos que requieran de una compra fija y otras opcionales.

Toda venta requiere de unas técnicas básicas de venta asociadas a los productos y/o servicios. Debemos adquirir conocimiento sobre esas técnicas básicas que se llevan a cabo de forma general y también centrarnos en el tipo de cliente en específico que tendremos en una funeraria y sus necesidades.

Marta conoce muy bien la reglamentación de Policía Sanitaria Mortuoria a nivel estatal y es conocedora de que algunos productos tiene que venderlos de manera fija y otros puede venderlos como opcionales. Marta también ha estudiado y conoce la tipología de cada producto que venden en la funeraria donde trabaja, tanto los de venta fija como los de venta opcional. Es por ello por lo que sabe ofrecer las mejores alternativas a sus clientes según sus necesidades y decisiones de servicio, pero también dar un rendimiento satisfactorio de ventas a la empresa.

2. Técnicas de venta asociadas al servicio funerario

 HILO CONDUCTOR

Marta está en plena reunión de contratación del servicio funerario con los familiares de una señora recientemente fallecida. El deseo familiar es proceder a la

Continúa en página siguiente >>

<< Viene de página anterior

inhumación de los restos mortales de la fallecida. En España, la reglamentación de Policía Sanitaria Mortuoria exige que todo cadáver debe ser inhumado, siendo introducido en su correspondiente féretro.

Marta sabe que, dentro de la gama de féretros de los que dispone la funeraria, existe una gran gama de ellos para la elección de los familiares.

Marta deberá analizar a sus clientes y sus necesidades; en base a ello, ofrecerá el tipo de féretro que más se adapte a las necesidades y el criterio de la familia.

- -

Un proceso de venta consta de una secuencia de pasos que emprende el vendedor para tratar con un comprador potencial y que tiene por objeto producir una reacción de deseo en el cliente o producir una sensación satis-factoria de cubrir una necesidad real con el producto que va a comprar con el resultado final de la venta del producto y cubrir necesidades del cliente.

Es importante que el vendedor conozca perfectamente el producto, ya que es lo que le permitirá guiar al cliente y guiar la venta hasta su cierre.

2.1. El Proceso general de venta en 5 pasos

Los 5 pasos que seguir en el proceso de la venta son los siguientes:

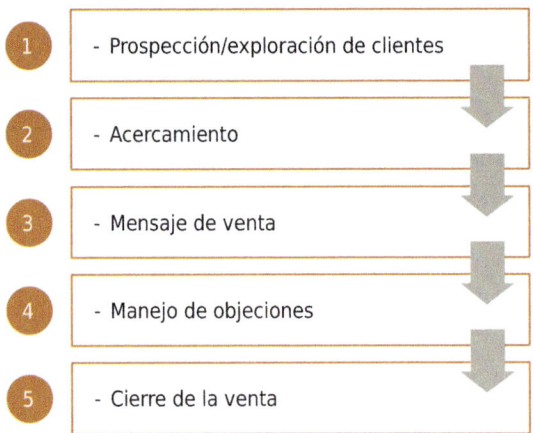

1. - Prospección/exploración de clientes
2. - Acercamiento
3. - Mensaje de venta
4. - Manejo de objeciones
5. - Cierre de la venta

Prospección/exploración de clientes

Es el primer paso para realizar una venta. Consiste en la búsqueda de posibles nuevos clientes que realicen una compra.

En los servicios funerarios, el cliente principal es el declarante del servicio, que es quien realiza la compra del servicio funerario y los productos. Como mínimo deberá comprar todos los productos básicos para la realización del servicio. La empresa funeraria capta nuevos clientes mediante diferentes técnicas comerciales (publicidad en prensa, radio, televisión, personal comercial, visitas directas a centros sanitarios, etc.). También existen otros clientes que realizan más compras adicionales a la funeraria, como, por ejemplo, otros familiares y visitantes de la persona fallecida. Estos se limitan a la compra de productos opcionales. Es importante saber **identificar** y clasificar estos dos grupos de clientes porque en base a ello sabremos qué **potencial** de compra tiene cada uno.

Acercamiento

Para entender este paso en el proceso de la venta de productos funerarios, debemos comprender bien el motivo de la compra del cliente, ya que es una compra movida por diversas circunstancias, pero nunca motivada por una satisfacción personal. Muchas veces esta compra tendrá un componente de necesidad, en ocasiones, por obligatoriedad o por compromiso. Es por ello por lo que el acercamiento se dará lugar en una posición desde el cliente hacia la funeraria. Una vez el cliente acude a la funeraria se debe conseguir toda información posible sobre la necesidad del cliente y sus particularidades.

Mensaje de venta

Con toda la información recaudada sobre lo que quiere el cliente y sabiendo cuál es su necesidad, podemos realizar un estudio sobre las diferentes alternativas entre las cuales el cliente puede elegir y dentro de esas alternativas encajarán una serie de productos de venta con sus características en específico. El mensaje de venta estará dirigido a exponer y explicar el porqué de esas alternativas y el porqué de esos productos, dando las argumentaciones necesarias sobre el producto que aconsejamos.

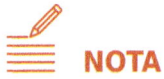 **NOTA**

En muchas ocasiones, los familiares más directos se encuentran aturdidos, deprimidos, en estado de *shock,* y es por ello por lo que no es aconsejable que el mensaje de venta sea demasiado extenso ni con tecnicismos, ya que produciría una falta de entendimiento y un agobio agravado por la venta.

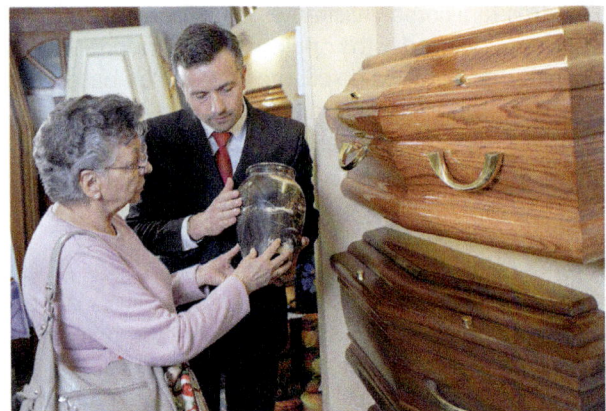

Funerario en proceso de venta de productos funerarios

Manejo de objeciones

Las objeciones se presentan de manera natural, muchas veces debido a la falta de información sobre el producto, falta de argumentación sobre el porqué de la elección de dicho producto o el precio. El profesional debe estar preparado para todas las objeciones posibles y adelantarse a ellas exponiéndolas en su mensaje de venta.

Las dos mejores técnicas para el manejo de objeciones son:

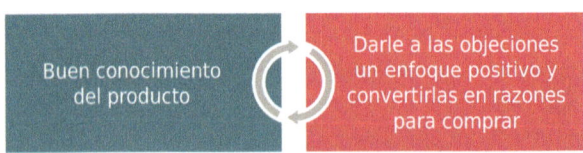

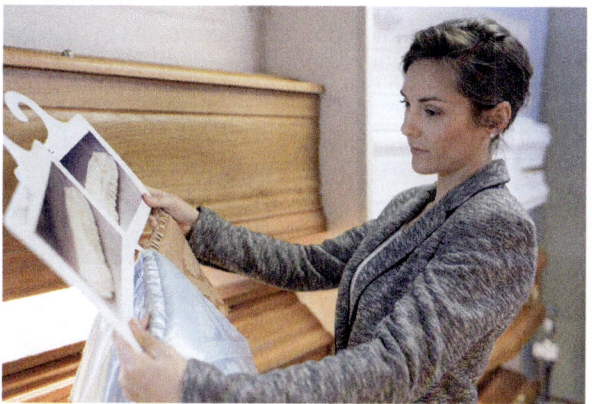

Funeraria estudiando el catálogo de productos funerarios antes de realizar ventas

Cierre de la venta

Una vez el profesional ha guiado al cliente en el proceso de compra y ha manejado todas las objeciones, el cliente toma la decisión de los productos elegidos para el cierre de la compra. En muchas ocasiones a los familiares les resulta muy difícil la toma de decisiones.

 IMPORTANTE

Nunca se debe promover la venta de productos funerarios para conseguir una compra innecesaria para el cliente y un beneficio de venta para la empresa. La motivación de la venta se basa en cubrir una necesidad real para el cliente y pudiendo ofrecer el producto tal vez de mejor calidad.

2.2. Preparación de la venta

Antes de que el profesional esté preparado para realizar acciones de venta debe prepararse para ello. Esto influirá directamente en el grado de satisfacción del cliente, ya que las familias y visitantes confían plenamente en la orientación por parte de los funerarios.

A continuación, explicamos dos aspectos claves para la preparación:

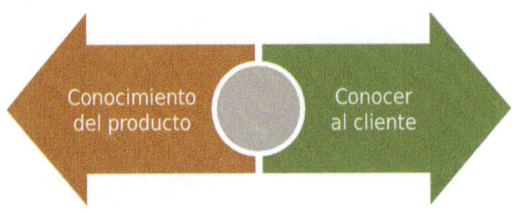

Conocimiento del producto

Es básico para la realización de la venta tanto del servicio como de los productos. Conocimiento sobre características (técnicas, comerciales, psicológicas), funciones, ventajas y desventajas, beneficios para el cliente, etc., es de vital importancia para el éxito de la venta y la satisfacción del comprador. El conocimiento en profundidad convierte al vendedor en experto y mejora su argumentación comercial.

Las características particulares del producto son:

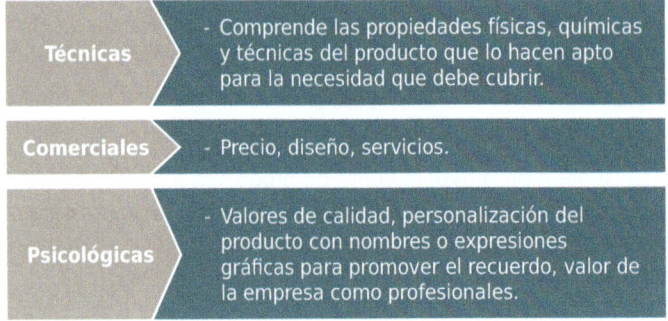

 ACTIVIDAD COMPLEMENTARIA

19. Realiza una búsqueda y consigue información sobre el producto funerario *féretros de incineración.*
20. Describe las características técnicas para su venta.

Conocer al cliente

Conocer al consumidor es realmente importante para obtener unos resultados satisfactorios en nuestro trabajo. Identificar qué tipo de consumidor tenemos delante es la mejor forma para lograr el éxito de la venta y la satisfacción del cliente. Saber adaptar (siendo siempre honestos) las características de nuestro producto a las necesidades del cliente es imprescindible. Para lograrlo, uno de los requisitos fundamentales es identificar a quién tenemos delante.

El consumidor en la empresa funeraria se divide en tres grupos:

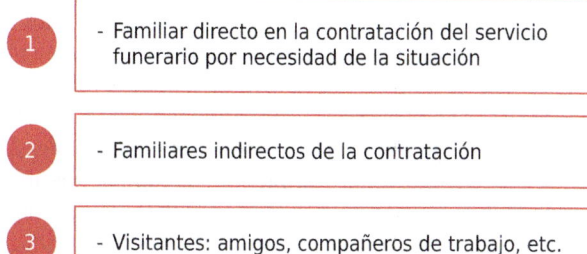

1. - Familiar directo en la contratación del servicio funerario por necesidad de la situación
2. - Familiares indirectos de la contratación
3. - Visitantes: amigos, compañeros de trabajo, etc.

Familiar directo en la contratación del servicio funerario por necesidad de la situación

Ante un fallecimiento, la familia más directa habitualmente son los declarantes del servicio funerario. También serán los que se hagan cargo de los gastos funerarios o, en su defecto, la aseguradora contratada en vida por la persona fallecida para cubrir la factura funeraria. Independientemente de quién corra con los gastos, la familia debe tomar decisiones sobre la compra de los servicios y productos para el sepelio.

Este tipo de consumidor realizará la compra con base en una necesidad real básica. Algunas compras serán obligatorias y otras opcionales.

La técnica de venta debe centrarse en cubrir por completo las necesidades del servicio, realizando una venta personalizada y con empatía. Nunca debe emplearse una técnica de venta agresiva. Daremos libertad de elección entre los diferentes modelos de cada producto.

Aconsejaremos cuál será el más adecuado adaptado a las necesidades particulares según las decisiones tomadas por la familia (declarante del servicio).

Familiares indirectos de la contratación

Se trata del resto de familiares que pueden ser cercanos o no, pero que no han sido los declarantes del servicio y no han participado en la decisión de las compras básicas y obligadas. Este tipo de consumidor suele realizar compras adicionales. Las características de la compra serán voluntarias y opcionales. Al no estar condicionadas bajo la presión de obligatoriedad, la compra se realizará con más fluidez y sosegadamente.

Será una venta directa con un breve estudio sobre las características que quiere cubrir el consumidor y condicionada por las decisiones que tomó ya el declarante del servicio, que siempre tendrán prioridad.

Visitantes: amigos, compañeros de trabajo, etc.

Es habitual que el resto de las personas allegadas a la persona fallecida quieran demostrar su afecto expresándolo mediante diferentes compras de productos. En ocasiones, las compras no se realizan de manera presencial, sino que se realiza el encargo por teléfono, dejando en manos de la funeraria el hacer llegar a la familia su muestra de afecto. Se trata también de una venta directa.

Una vez que este tipo de consumidor se pone en contacto con la funeraria o se dirige a ella, suele estar bastante dispuesto a comprar lo que se le aconseje sin muchas objeciones.

3. Tipología de productos y servicios funerarios

☞ HILO CONDUCTOR

Marta conduce a los familiares a la sala de exposición de productos funerarios. Como producto básico los familiares deben elegir un féretro. Como el servicio es con destino final de inhumación, la compra no se ve condicionada a un tipo de féretro ecológico, ya que este tipo de féretro solo es para proceder a la cremación del finado.

Para inhumación, Marta podrá ofrecer cualquier tipo de féretro que tiene en el catálogo de la funeraria.

Los servicios funerarios van directamente ligados con el fallecimiento de una persona e incluyen todos los servicios que se dan al fallecido, la familia y los allegados.

Dichos servicios requieren de productos funerarios específicos para la correcta realización de estos.

Los servicios funerarios son bastante amplios y algunos de ellos son de carácter obligatorio, regulados por la ley de Policía Sanitaria Mortuoria, y otros servicios serán opcionales. El personal funerario tiene grandes conocimientos sobre todas las características de cada servicio y la información que trasmite a los familiares debe ser clara y real.

3.1. Servicios funerarios

Aunque cada empresa funeraria puede tener diferentes servicios extras, vamos a detallar los servicios a los que se puede optar en una empresa funeraria y cuáles son de carácter obligatorio básico y cuáles opcionales.

Los servicios **básicos** obligatorios son los siguientes:

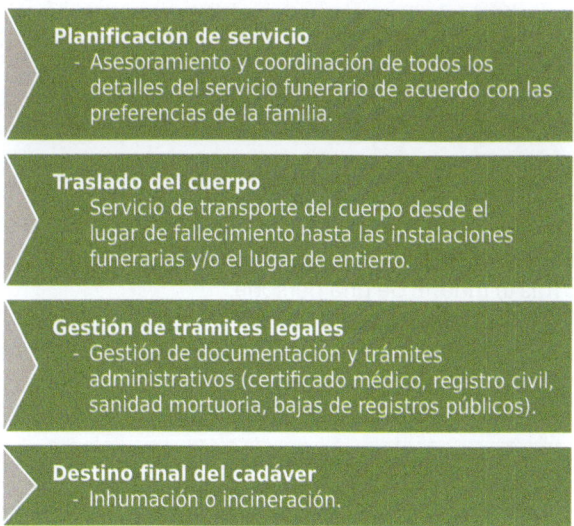

Planificación de servicio
- Asesoramiento y coordinación de todos los detalles del servicio funerario de acuerdo con las preferencias de la familia.

Traslado del cuerpo
- Servicio de transporte del cuerpo desde el lugar de fallecimiento hasta las instalaciones funerarias y/o el lugar de entierro.

Gestión de trámites legales
- Gestión de documentación y trámites administrativos (certificado médico, registro civil, sanidad mortuoria, bajas de registros públicos).

Destino final del cadáver
- Inhumación o incineración.

Y los servicios **opcionales** serían los siguientes:

Velatorio
- Espacios para que familiares y amigos puedan despedirse del difunto y ofrecer sus condolencias.

Crematorio o cementerio
- Incineración del cadáver.
- Inhumación.

Contratación de esquelas
- Tramitación de publicación de esquelas tanto en prensa como esquela pasquín.

Documentación extra
- Certificado de seguros y últimas voluntades.

Atención psicológica
- Ayuda psicológica en atención al duelo.

Servicios conmemorativos
- Organización de ceremonias y eventos en memoria del difunto (homenajes, misas, música, etc.).

Embalsamamiento/tanatoestética
- Servicios de tratamientos estéticos y de conservación.

Traslados nacionales/internacionales
- Traslado del cuerpo a otros lugares diferentes al de fallecimiento.

Como podemos observar, la mayoría de los servicios que ofrece una funeraria son de carácter opcional, siendo una lista reducida los de carácter obligatorio tras la muerte de una persona.

NOTA

Las facturas funerarias son elevadas, pero la mayoría se incrementan considerablemente por los costes de los servicios y productos opcionales que forman parte del ritual de despedida.

3.2. Productos funerarios

Cuando se elige el tipo de servicio que se quiere contratar, inevitablemente va ligado a él una serie de productos funerarios.

Por ejemplo, si la familia decide que quiere contratar un servicio funerario con destino final de incineración, va implícito que necesariamente se tendrá que comprar una urna de cenizas. O si deciden contratar un servicio de traslado internacional (repatriación), obligatoriamente se deberá realizar un embalsamamiento al cadáver.

El mercado comercial dedicado al ámbito funerario cada vez es más novedoso y creativo, ofreciendo a las funerarias un amplio catálogo de productos. Todos los años se celebran diversos eventos funerarios dedicados a la exposición y venta de nuevos productos.

Las familias cada vez tienen más opciones de productos y pueden elegir entre diferentes alternativas.

Vamos a ver algunos de los más comunes que se ofrecen en un servicio funerario:

1. **Arreglos florales:** coronas, ramos, cruces u otras decoraciones florales para el tanatorio, funeral o cementerio. Tanto si la funeraria dispone de instalaciones propias de floristería o si las subcontrata, el cliente puede disponer de servicios de floristería personalizados (compra opcional).

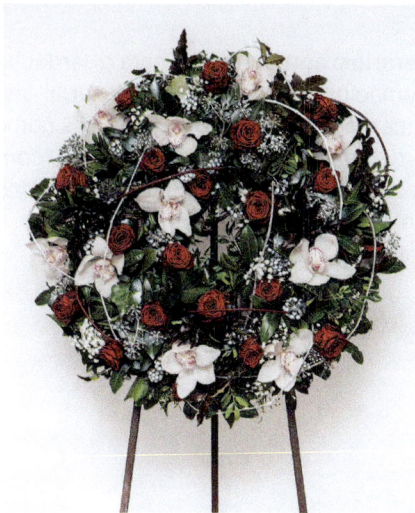

Corona de flores funeraria

2. **Ataúdes o féretros:** cajas para contener el cuerpo del difunto. En España, la ley de sanidad mortuoria regula que el cadáver debe ser introducido en féretros tanto para los traslados como para los velatorios y en su destino final, siendo la incineración o inhumación. Se dispone de diferentes modelos y características que varían según sea para inhumación o incineración. Los féretros específicos para una incineración están identificados con su certificado regulado para tal fin. Están construidos sin lacados o, en su defecto, con lacados ecológicos. No disponen de cristaleras para la visualización del cadáver ni ornamentación metálica. Sus telas interiores están realizadas de fibras que facilitan la combustión (compra básica obligatoria).

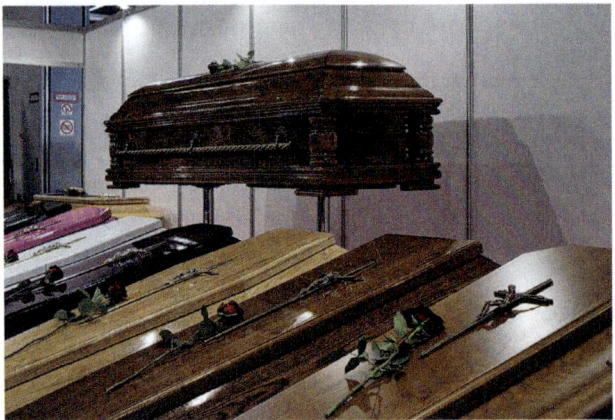

Exposición de féretros (© Fotografía: Lukasz Michalczyk / Shutterstock.com)

3. **Urnas funerarias:** contenedores para guardar las cenizas del difunto en caso de cremación. Pueden ser biodegradables si el deseo de la familia es enterrarlas o sumergirlas con materiales como el cartón o barro. O de diferentes materiales para su conservación, como puede ser el latón, la cerámica, el mármol, la madera, etc. (compra básica obligatoria si el destino final del fallecido es la incineración).

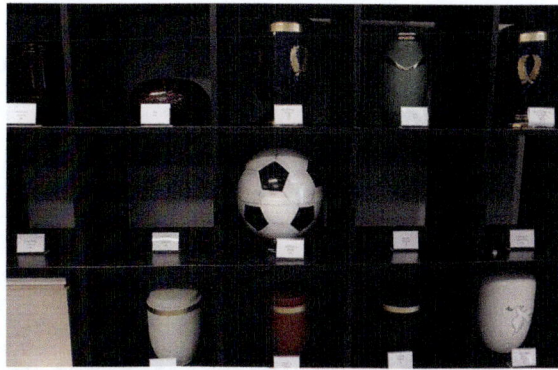

Exposición de urnas funerarias (© Fotografía: Alexandros Michailidis / Shutterstock.com)

4. **Libros de condolencias:** libros de registros para que los asistentes al velatorio y al funeral puedan dejar mensajes de condolencias. Por medio de este se expresa el cariño a la persona fallecida y queda reflejada la presencia al evento (compra opcional).

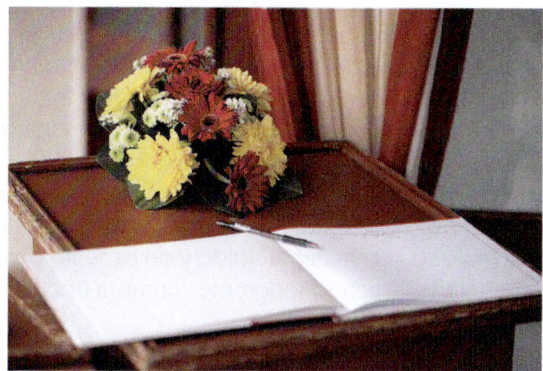

Libro de condolencias en velatorio (© Fotografía: Argobio / Shutterstock.com)

5. **Marcos o retratos conmemorativos:** fotografías impresas del difunto enmarcadas para recordar su memoria. Es común verlas en lápidas y placas de los nichos (compra opcional).
6. **Memoriales o placas conmemorativas:** placas de metal, piedra u otro material grabadas con el nombre y las fechas del fallecido (compra opcional).
7. **Lápidas:** son monumentos conmemorativos que se colocan en las tumbas para identificar y honrar a los fallecidos. Generalmente están hechas de piedra, mármol o granito y suelen llevar inscripciones con el nombre,

las fechas importantes y posiblemente algún mensaje especial en memoria del difunto. Las lápidas pueden variar en tamaño, diseño y estilo según las preferencias de la familia (compra opcional).

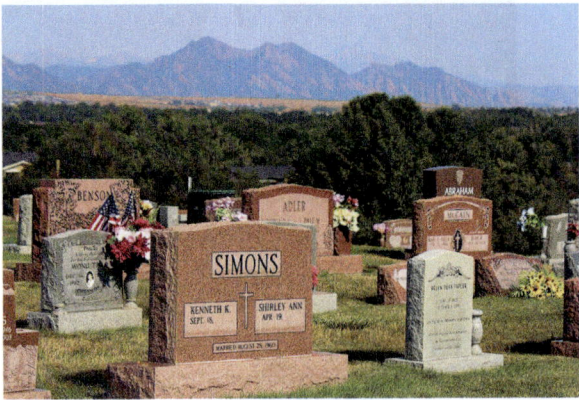

Lápidas conmemorativas en cementerio (© Fotografía: photojohn830 / Shutterstock.com)

8. **Recordatorios:** cartulinas con foto, frases, fechas. Se pueden ver en varios formatos, en una hoja con formato reducido o en formato díptico o tríptico (compra opcional).
9. **Joyas conmemorativas:** piezas de joyería personalizadas que contienen cenizas, cabello u otros recuerdos del difunto (compra opcional).
10. **Adornos de féretro:** en sustitución de la cruz existen productos para posar en el féretro. En el mercado existen varias alternativas, por ejemplo, una rosa realizada en material rígido y de aspecto dorado, ramilletes de flores en materiales acartonados, etc. (compra opcional).

 SABÍAS QUE...

En los servicios funerarios de otros países como México no es obligatorio la compra del féretro para su exposición en velatorio, sino que también la familia puede alquilarlo para el velatorio y luego devolverlo a la funeraria, ya que tampoco es obligatorio su uso para proceder a la incineración del cadáver.

ACTIVIDAD COMPLEMENTARIA

21. Accede al Decreto 2263/1974, de 20 de julio, de Policía Sanitaria Mortuoria y busca información donde aparece la regulación de obligatoriedad del uso de féretros para las actuaciones con los cadáveres.

APLICACIÓN PRÁCTICA

Te encuentras trabajando en una funeraria y se dirige a ti una chica joven, la cual te indica que quiere realizar una compra de una urna funeraria, pero que quiere enterrarla en el monte, ya que ese era el deseo de la persona fallecida.

¿Qué tipo de urna le aconsejas para su compra según sus necesidades particulares?

Solución

Las urnas biodegradables son las adecuadas para la inhumación de las cenizas en el monte. Su material biodegradable hace que cuando entre en contacto con la humedad la caja se desintegre por completo y las cenizas queden integradas en la naturaleza. En catálogo existen diferentes modelos y tipos de material como el cartón, tierra, etc.

TAREA 5

En la contratación de un servicio funerario nos podemos encontrar con familiares que no pertenecen a ninguna condición religiosa y piden expresamente que el féretro no lleve ningún tipo de ornamentación relacionada con la religión. ¿Qué otras alternativas de venta le puedes ofrecer para adornar el féretro?

4. Resumen

Las funerarias son empresas que prestan servicios y disponen de venta de productos para cubrir todas las necesidades derivadas de un fallecimiento.

La ley de sanidad mortuoria es la que regula los términos obligatorios para proceder en la actuación con los fallecidos y los servicios funerarios en general.

Según las necesidades del servicio funerario contratado van ligados una serie de productos de compra obligatorios y otra serie de productos de compra opcionales.

Cada producto tiene unas características concretas que se ajustan a las peculiaridades de cada servicio.

Toda venta lleva una secuencia de pasos a seguir que debemos saber para manejarnos a lo largo del proceso de venta.

Conocer los productos y comprender al cliente y sus necesidades será imprescindible para la realización de una venta exitosa y saber cubrir sin fisuras el servicio funerario.

Ejercicios de autoevaluación
Unidad de Aprendizaje 4

1. Enumera en el orden adecuado los pasos de un proceso de venta.

___ Manejo de objeciones
___ Acercamiento
___ Prospección/exploración de clientes
___ Cierre de venta
___ Mensaje de venta

2. ¿Qué objetivo tiene un proceso de venta?

_____
_____
_____
_____

3. Elige la respuesta correcta sobre el mensaje de venta:

a. El profesional ha guiado al cliente en el proceso de compra y ha manejado todas las objeciones.
b. Consiste en la búsqueda de posibles nuevos clientes que realicen una compra.
c. Una vez el cliente acude a la funeraria se debe conseguir toda información posible sobre la necesidad del cliente y sus particularidades.
d. Teniendo conocimiento sobre lo que quiere el cliente y teniendo toda la información sobre su necesidad, se realizará un estudio sobre las diferentes alternativas que el cliente puede elegir.

4. Indica si las siguientes oraciones son verdaderas o falsas:

a. Un buen conocimiento del producto de venta es una buena técnica para el manejo de objeciones.

  ■ Verdadero
  ■ Falso

b. El conocer al cliente no es necesario en la preparación de la venta.

- ■ Verdadero
- ■ Falso

c. Los familiares indirectos de la contratación de un servicio funerario son los declarantes del servicio funerario.

- ■ Verdadero
- ■ Falso

d. En ocasiones las compras no se realizan de manera presencial, sino que se realiza el encargo por teléfono.

- ■ Verdadero
- ■ Falso

5. Elige la respuesta correcta sobre la conducta pasiva:

a. La conducta pasiva se caracteriza por elevar el tono de voz, faltar el respeto, no se deja opción de réplica, se domina haciendo prevalecer sus derechos a los demás, se impone su criterio/opinión.

b. En la conducta pasiva se prefiere no dar la opinión, se tiene actitud de sumisión, se acepta el criterio de los demás, se es conformista, no actúa por no molestar a los demás.

c. Cuando una persona tiene una conducta pasiva trata a las personas con respeto, sin herir ni perjudicar a los demás, defendiendo sus derechos y respetando las opiniones ajenas.

d. Todas las opciones son correctas.

6. ¿Entre qué opciones sobre el destino final del fallecido puede elegir el declarante del servicio?

_____

_____

7. **Relaciona los diferentes servicios funerarios según su condición de básico u opcional:**

    a. Servicio básico
    b. Servicio opcional

    __ Contratación de esquelas
    __ Gestión de trámites legales
    __ Destino final del cadáver
    __ Traslado del cuerpo
    __ Velatorio
    __ Atención psicológica
    __ Servicios conmemorativos
    __ Embalsamamiento/tanatoestética

8. **Indica tres productos funerarios que se pueden comprar en la funeraria de manera opcional:**

_____
_____
_____
_____
_____
_____
_____

9. **Indica si las siguientes oraciones son verdaderas o falsas, referentes a los productos y servicios funerarios:**

    a. Dentro de los servicios extras que pueden contratar los familiares pueden incluir la solicitud de certificado de seguros y últimas voluntades.

        ■ Verdadero
        ■ Falso

    b. La compra del féretro es obligatoria para todo tipo de servicios funerarios.

        ■ Verdadero
        ■ Falso

c. La contratación de atención psicológica en los servicios funerarios es de necesidad básica.

- ■ Verdadero
- ■ Falso

10. Relaciona los diferentes productos funerarios con su descripción adecuada:

a. Arreglos florales
b. Féretros
c. Urnas funerarias
d. Libros de condolencias
e. Lápidas

__ Contenedores para guardar las cenizas del difunto.
__ Cajas para contener el cuerpo del difunto.
__ Coronas, ramos, cruces.
__ Monumentos conmemorativos de colocación en tumbas.
__ Registro de los asistentes y mensajes de condolencias.

Análisis de la documentación necesaria para la presentación del servicio funerario

Contenido

Objetivos

Los objetivos específicos de esta Unidad de Aprendizaje son:

→ Determinar la demanda de personas solicitantes y/o familiares atendiendo a la oferta de la prestación de servicios funerarios y a la existencia de póliza de seguro de deceso.

→ Identificar los datos que se le piden a la persona solicitante y/o familiar con respecto a la demanda.

→ Identificar los datos que se solicitan a la persona solicitante y/o familiar con respecto a la persona fallecida.

1. Introducción

Todas las personas desde que nacen hasta que fallecen requieren de varios trámites burocráticos obligatorios. Para entender estos trámites es necesario adquirir un poco de conocimiento sobre el proceso de registro oficial por las Administraciones públicas de cada persona a lo largo de su vida.

La Ley 20/2011, de 21 de julio, del Registro Civil regula los trámites de inscripción de cada persona de manera individual.

Cuando una persona nace, se la registra como nacida en el registro civil al lugar en el que se produjo el nacimiento. Ello se lleva a cabo mediante un documento oficial por los responsables de los centros sanitarios.

A cada persona se le abre un registro individual y se asigna un código personal en el que constan los hechos y actos relativos a su identidad. En dicho registro se inscriben y anotan de manera cronológica, continuada y sucesiva todos esos datos, empezando por el nacimiento y seguido de otros hechos como matrimonio, separación, divorcio, tutelas, sexo, cambio de sexo, etc.

Dicho registro individual acaba con la inscripción del fallecimiento de la persona.

De manera similar a la del nacimiento se regula la inscripción de la defunción mediante un documento oficial y acompañado de un parte médico.

Para llevar a cabo un servicio funerario y la realización de dichos trámites burocráticos será necesaria una serie de documentación oficial, ya que es requerida por las Administraciones públicas.

Las empresas funerarias son las encargadas de realizar todos estos trámites y para ello los familiares y/o solicitantes deben proporcionarnos datos y la documentación necesaria.

En esta unidad de aprendizaje vamos a identificar la documentación necesaria del solicitante, la persona fallecida y la obtención de datos personales para que la funeraria pueda proceder a la realización del servicio y a la gestión documental.

Para ayudarnos a entender vamos a continuar con nuestra funeraria Marta, a la que, a pesar de llevar varios meses trabajando en la funeraria Pompas Fúnebres Azul, el proceso de aprendizaje de documentación para la prestación del servicio funerario le está costando un poco más que las anteriores tareas y acciones dentro de la funeraria.

2. Documento identificativo del solicitante del servicio funerario

☞ HILO CONDUCTOR

A Marta todavía le cuesta aprender de manera automatizada la documentación que requiere la burocracia para el desarrollo del servicio funerario.

Es normal, y debe tomárselo con calma, ya que son varios documentos, pero con el paso del tiempo lo realizará de forma automatizada casi sin darse cuenta.

Ella sabe que desde el principio del servicio se necesita una documentación básica que debe pedir sin falta al solicitante de dicho servicio para poder proceder a la contratación.

Cuando una persona fallece son importantes varios trámites documentales que dan fe del fallecimiento de la persona.

Será la funeraria quien se encargue de la gran mayoría de ellos, liberando a la familia de esa pesada responsabilidad en esos momentos tan delicados. Se debe dar a la familia confianza y tranquilidad en dichos trámites y que ellos tan solo se preocupen de velar a su ser querido.

La documentación que se debe realizar tendrá efectos administrativos, legales, jurídicos y quedará en registros públicos permanentemente. Por todo ello, es muy importante en la labor del agente funerario la correcta realización de estos trámites.

En el momento del fallecimiento se solicita la asistencia de una empresa funeraria en el lugar donde se ha producido el suceso. La empresa funeraria debe requerir el DNI de la persona fallecida y el de un solicitante/declarante para realizar el servicio funerario.

El documento identificativo del solicitante será su DNI, NIE, tarjeta de residencia o pasaporte. Debe ser un documento de identidad oficial.

Por lo general, el solicitante suele ser un familiar, pero no necesariamente es así; cualquier persona, bien sea un allegado o no del fallecido, puede ser el solicitante.

Una vez el solicitante del servicio sea identificado, acepte ser el que contrate el servicio y facilite su DNI, pasará a ser el declarante del servicio funerario.

El declarante del servicio tendrá un papel fundamental en todo el servicio funerario. Deberá firmar todas las autorizaciones para que la funeraria pueda realizar los trámites administrativos y de traslado. Cualquier petición para el servicio debe realizarla el declarante o tener su aprobación.

La funeraria no podrá realizar ningún trámite, modificaciones, acceder a peticiones, etc., sin la aprobación del declarante. También recaerá sobre él cualquier responsabilidad de temas económicos, como la factura funeraria, pagos, impagos, etc.

De todo ello debe estar bien informado antes de que firme como declarante del servicio, ya que a efectos legales será la persona oficial encargada.

El solicitante del servicio funerario debe aportar a los funerarios uno de estos documentos de identidad personal:

1. **DNI.** El documento nacional de identidad es el documento de identidad que se expide en España emitido por el Cuerpo Nacional de Policía. Es una tarjeta que incorpora un chip con información personal e individual. Es obligatorio a partir de los 14 años, pudiéndose solicitar desde la primera inscripción de nacimiento en el registro civil.

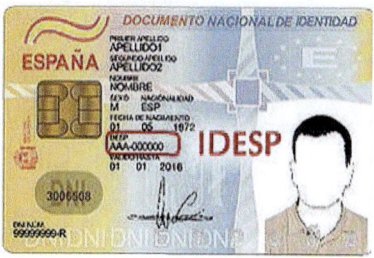

Modelo de DNI (documento nacional de identidad)

2. **Pasaporte.** Es un documento público, personal, individual e intransferible. Es expedido por la Administración General del Estado. Este documento acredita fuera de su país de origen la identidad y nacionalidad de la persona.

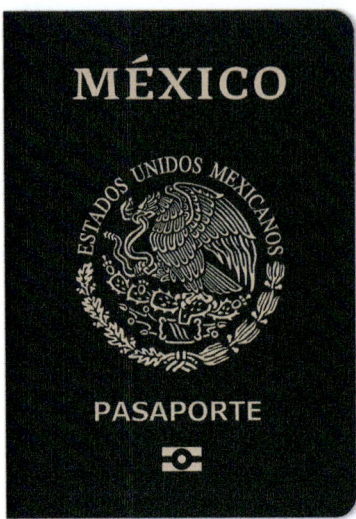

Pasaporte de México

3. **Tarjeta de residencia.** Es el documento de identidad de la persona extranjera. Es un documento público que acredita la situación legal de una persona que reside en el país. Recoge los datos personales, número de identidad o número de extranjero y el tipo de título de residencia con su validez.

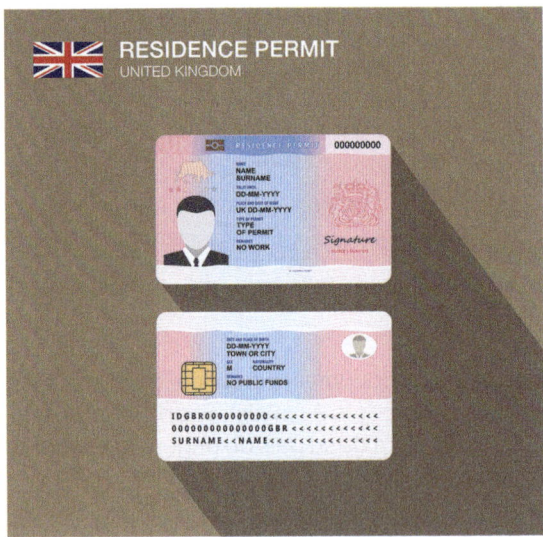

Tarjeta de residencia de persona extranjera

4. **NIE.** Es el número de identidad de extranjeros de carácter personal, único y exclusivo. Si la persona extranjera va a quedarse en el país más de tres meses no es suficiente con su pasaporte y debe inscribirse en la oficina de extranjeros de la comisaría de policía y se le dispensará el número de identificación de extranjeros. Figurará en todos los documentos que se le expidan o tramiten (tarjeta de residencia o pasaporte). Es expedida por la Dirección General de la Policía y tiene validez nacional. El NIE es un número que aparece en un documento y por diferentes razones la persona puede portarlo, apareciendo visualmente de manera diferente, impreso en formato papel (comúnmente certificado de no residente) o en formato tarjeta.

Fecha de caducidad

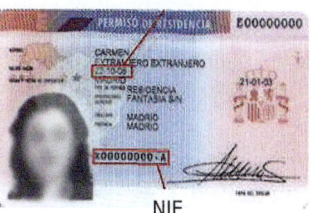

NIE

IMPORTANTE

Cuando solicitemos el documento a la persona solicitante del servicio funerario, debemos cerciorarnos de que se trata de un documento identificativo legal y válido, ya que, de lo contrario, la persona no quedará totalmente identificada y no se podrán llevar a cabo los trámites burocráticos necesarios ni la emisión de la factura funeraria.

- -

TAREA 6

La funeraria Pompas Fúnebres Azul donde trabaja Marta recibe una llamada para acudir a la recogida de una persona fallecida en su domicilio. Marta y su compañera Rocío salen de la funeraria y se dirigen al domicilio para la prestación del servicio. Al llegar al domicilio les atiende Fátima, una mujer musulmana que es hija de la fallecida y la solicitante del servicio.

Continúa en página siguiente >>

<< Viene de página anterior

Marta le pide su DNI y la mujer le entrega un papel. Marta se queda extrañada y no sabe qué es ni si es válido.

Explícale a Marta qué es ese papel y disipa sus dudas sobre su viabilidad.

---

3. Documentación del fallecido

Tan básico e importante es solicitar la documentación de la persona solicitante como la documentación de la persona fallecida. Sin ella no podemos realizar ninguna gestión e incluso tampoco trasladar ni manipular al fallecido.

3.1. DNI, tarjeta de residencia, pasaporte, entre otros

En este apartado vamos a verificar uno a uno los documentos específicos y personales solo de la persona fallecida.

Documentos identificativos de personas físicas

Todos los documentos personales identificativos expuestos anteriormente para la identificación del solicitante del servicio funerario son totalmente válidos para la identificación personal de la persona fallecida:

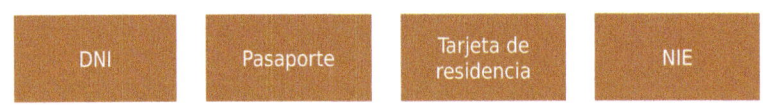

| DNI | Pasaporte | Tarjeta de residencia | NIE |

Certificado médico de defunción

Pero, además de solicitar el documento identificativo de persona física, también existe otro documento identificativo de solicitud imprescindible a la llegada del lugar de fallecimiento. Se debe solicitar el certificado médico de defunción.

El **certificado médico de defunción** es el documento oficial que certifica la muerte de una persona y supone el paso previo e imprescindible para poder recoger al fallecido y proceder a su traslado en casos de fallecimientos no judiciales.

Si la persona ha fallecido en hospital o residencia nos dirigiremos a la planta correspondiente del fallecimiento y en el mostrador de planta nos facilitarán el documento.

Es habitual que el personal funerario tenga que entregar un formulario sin rellenar para que el centro sanitario entregue a la funeraria el rellenado por el médico.

Si la persona falleció en el domicilio previamente se habrá dirigido al domicilio un médico colegiado que ya habrá certificado la muerte y rellenado el impreso de certificado, dejando constancia de ello, y legitimando con su firma. En este caso, el médico puede haber entregado a la familia el certificado médico de defunción o, en su defecto, de no haberlo dejado entregado en el domicilio, será el funerario quien deberá desplazarse al ambulatorio correspondiente a recoger dicho certificado.

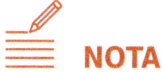

NOTA

Según regula Sanidad Mortuoria, se deberá recoger el certificado médico de defunción antes de manipular y trasladar al fallecido, ya que el cadáver debe ir acompañado en todo momento de dicho certificado. Salvo en casos de intervención judicial.

El certificado médico de defunción es un formulario editado en exclusiva por el Consejo General de Colegios Oficiales de Médicos y es extendido por ellos. No es un impreso gratuito, ya que lleva asociado un coste de 3,63 €; es competencia de dicho consejo fijar el importe mencionado.

Este documento también será imprescindible para poder inscribir el fallecimiento en el registro civil donde ha fallecido trascurridas las 24 h siguientes al fallecimiento.

Anexo al certificado médico estará el boletín estadístico de defunción. Este impreso sirve para que el INE (Instituto Nacional de Estadística) recoja de manera oficial las estadísticas sobre fallecimientos en España. Este apartado debe ser rellenado por el personal funerario antes de llevarlo al juzgado a realizar la inscripción.

CERTIFICADO MÉDICO DE DEFUNCIÓN

OMC
ORGANIZACIÓN MÉDICA COLEGIAL DE ESPAÑA

Colegio de _____

000999993

Nº Certificado

CLASE 3ª SERIE A

3,48 Euros. Derechos autorizados. I.V.A. incluido

D. / Dña. _____

en Medicina y Cirugía, colegiado/a en _____ , con el número _____

y con ejercicio profesional en _____

CERTIFICO la defunción de

Nombre del fallecido/a:

1ᵉʳ Apellido del fallecido/a:

2º Apellido del fallecido/a:

Fecha de nacimiento	Día	Mes	Año	**Sexo:**	Varón	Mujer

Documento de identidad:
- D.N.I. Número: —
- Pasaporte Número:
- N.I.E. (Tarjeta de Residencia) Número: — —

Hora y fecha de la defunción   Hora : minutos   :   Día   Mes   Año

¿En qué lugar ocurrió la defunción?

Domicilio particular   Centro hospitalario   Residencia socio-sanitaria   Lugar de trabajo   Otro lugar

Causas de defunción (ver instrucciones al dorso)   Intervalo de tiempo aproximado[1]

I. Causa inmediata[2]
(a)

Horas Días Meses Años

Debido a ▼

Causas antecedentes[3]
(b)

Horas Días Meses Años

Debido a ▼

(c)

Horas Días Meses Años

Debido a ▼

Causa inicial o fundamental[4]
(d)

Horas Días Meses Años

II. Otros procesos[5]

Horas Días Meses Años

¿Ha habido indicios de muerte violenta?   ¿Se practicó autopsia?
Sí   No   Sí   No

¿La defunción ha ocurrido como consecuencia directa o indirecta de?:   (marcar si procede)

Accidente de tráfico   Accidente laboral   Fecha del mismo: Día   Mes   Año

En _____ , a _____ de _____ de _____

Firma del médico

1 2 3 4 5 (ver instrucciones al dorso)   ☐☐■   Mod. CMD-BED   01

Certificado médico de defunción

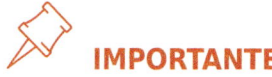

IMPORTANTE

El documento *certificado médico de defunción* solo se expedirá en los tipos de fallecimiento no judicializados.

En los casos de fallecimientos que por diversas situaciones se hayan judicializados, este documento no tendrá competencia y será sustituido.

Cuestionario para la declaración de defunción

Es un impreso oficial expedido por el registro civil, imprescindible para proceder a la inscripción de defunción y solicitar la licencia para el entierro. No lleva asociado ningún tipo de coste.

La inscripción de fallecimiento es el medio por el que se da fe del fallecimiento de una persona (fecha, hora y lugar en que acontece). El fallecimiento produce efectos civiles desde que tiene lugar, pero para el pleno reconocimiento de estos es necesaria su inscripción en el registro civil.

De manera general, el registro civil competente para dicha actuación será el del municipio **donde falleció** la persona, existiendo algunas excepciones. La inscripción es obligatoria y corresponde realizarlo a los parientes más próximos del difunto (consanguíneos hasta el cuarto grado y a los afines hasta el segundo: padres, abuelos, hijos, nietos, hermanos, tíos, primos y cuñados) o, en su defecto, los vecinos. Si el fallecimiento ocurre fuera de su domicilio, están obligados a realizar la inscripción del fallecimiento los parientes, el jefe del establecimiento o lugar en que hubiere ocurrido el fallecimiento. En realidad, se considera facultada para realizar la inscripción cualquier persona que tenga conocimiento de la muerte, ya que se considera legalmente urgente y puede realizarse todos los días y horas del año. Lo normal es que se le dé autorización a la funeraria contratada a realizar dicho trámite y ellos se encargarán de realizar todos los trámites burocráticos necesarios.

Esta gestión debe realizarse dentro de las 24 h siguientes al fallecimiento, así lo manifiesta el Reglamento de Registro Civil, y, si no se realiza este trámite, no se expedirá la licencia de sepultura.

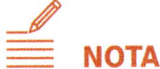

NOTA

La inscripción de fallecimiento también puede realizarse de oficio por sentencia u orden judicial que declare el fallecimiento.

Serie V
Saila V

N.º
Zkia. 0039184 /13

CUESTIONARIO PARA LA DECLARACIÓN DE DEFUNCIÓN
HERIOTZAREN BERRI EMATEKO ORRIA

(1) Escríbase, si es posible, a máquina o con caracteres claros, preferentemente de imprenta, el nombre y apellidos.

(2) Soltero, casado, viudo, divorciado o separado legalmente.

(3) Si sólo se supiese el año, táchese el espacio del día y mes; si sólo se conociese la edad aproximada o probable, póngase el año que corresponda a dicha edad, con un signo de interrogación.

(4) Término municipal de nacimiento y provincia; si es en el extranjero, la nación. En las poblaciones con más de un Registro, desígnese si se conoce el nombre del Distrito o número del Registro.

(5) Exprésese su número, así como el de la página o folio. Los datos sobre inscripción y registro deben tomarse del Libro de Familia, que debe acompañarse.

(6) Localidad, calle o plaza con el número de la casa o núcleo de la población.

(7) «De ciencia propia», o «por manifestación de... con domicilio en..., según acredita con los documentos siguientes...», o «por el documento... expedido en..., con fecha..., obrante entre los efectos del difunto».

(8) De no poderse expresar con exactitud se indicarán los límites máximo y mínimo del tiempo en que ocurrió.

(9) Se consignará el sitio en que falleció o, por lo menos, el lugar del hallazgo del cadáver.

(10) Cuando las menciones de identidad sean desconocidas (artículo 281 del Reglamento) se suplirán por los nombres o apodos, señales o defectos de conformación, o cualquier otro dato identificante. Los vestidos, papeles u otros objetos encontrados con el difunto serán reseñados por diligencia en folio suelto, así como la fotografía del cadáver cuando hubiera podido obtenerse.

(11) Parentesco con el finado o circunstancia de convivencia o vecindad que determine la obligación de declarar.

Al encargado del Registro Civil de
Ko Herri-Lerrokategiaren ardunadunari ....

DATOS DE IDENTIDAD DEL DIFUNTO
HILDAKOAREN NORTASUN-ZEHAZTASUNAK

Nombre (1)
Izena (1)
Primer apellido (1)
Lehen abizena (1)
Segundo apellido (1)
Bigarrena (1)
Hijo de   y de
Aitaren izena   Amarena
Estado (2)   Nacionalidad
Egoera (2)   Estatua
Nacido el día (3)   de   de
Jaioteguna (3)
En (4)
Jaoilekua (4)

Inscrito al tomo (5)
Liburukia (5)
Domicilio último (6)
Azken helbidea (6)

Los anteriores datos se conocen (7)
Zehaztasun hauek ezagun dira (7)

DATOS DE LA DEFUNCIÓN
HERIOTZAREN ZEHAZTASUNAK

Día (8)   de
Eguna (8)
de
Hora (8)   Lugar (9)
Ordua (8)   Tokia (9)
El enterramiento será en
N lur emango zaio

Otros datos (10):
Bestelako zehaztasunak (10):

Cuestionario para la declaración de defunción

Licencia de sepultura

Este documento da autorización para proceder al destino final del fallecido, ya sea inhumación o incineración. Certifica la viabilidad para poder proceder al acto de destino final. Será facilitado por el mismo registro civil donde se ha inscrito la defunción. Sin dicho documento no se puede llevar a cabo el proceso de destino final. En el documento se aprecian los artículos del Reglamento del Registro Civil.

La ley de Sanidad Mortuoria dicta que no se podrá dar destino final al fallecido antes de las 24 h siguientes al fallecimiento. Así que se deberá esperar dicho tiempo para poder solicitar la licencia de sepultura.

 SABÍAS QUE...

En algunas comunidades, como por ejemplo Galicia, se ha procedido a la modificación de la ley de sanidad mortuoria y se instaló un nuevo decreto donde se reducen en tiempo las tramitaciones administrativas para adquirir la licencia de sepultura y proceder al destino final del fallecido, siendo de 12 h el tiempo mínimo para ello.

Ley del Registro Civil

Artículo 83. En tanto no se practique la inscripción no se expedirá la licencia para el entierro, que tendrá lugar transcurridas, al menos, veinticuatro horas desde el momento de la muerte.

Reglamento del Registro Civil

Artículo 282. La inhumación se ajustará a las Leyes y Reglamentos respecto al tiempo, lugar y demás formalidades.

La licencia se extenderá inmediatamente de la inscripción por el Encargado o por la Autoridad judicial que instruya las diligencias oportunas y servirá para la inhumación en cualquier lugar, al que no hará mención.

Justificado el fallecimiento, la licencia también podrá expedirse por el Encargado del lugar en que ha de llevarse a efecto la inhumación, si es distinto de aquel que haya de extender la inscripción y antes o después de extendida.

Herri-Lerrokategiari buruzko Legea

83. atala: Lerrokapena egiten ez den artean ez da lur emateko baimenik eskuratuko, eta hau ere, gutxienez heriotzatik hogeitalau ordu igarotakoan.

Herri-Lerrokategiari buruzko Arautegia

282. atala: Ehorzpena Lege eta Arautegien araberakoa izango da denboraz, lekuz eta bestelako beharkizunez.

Lerrokapena egin eta berehala emango du baimena arduradunak nahiz dagozkion eginbidea bidera ditzan auzi-agintaritzak, eta edonon lurperatzeko balio izango du, lekua aipatuko ez duelarik.

Heriotza egiaztatu ondoren, ehorzpena egingo den lekuko arduradunak ere eman dezake baimena, lerrokapena egin behar den lekua izan ez arren eta idazkuna egin aurretik nahiz ondoren.

**LICENCIA PARA DAR SEPULTURA
LUR EMATEKO BAIMENA**

Habiéndose inscrito en el Registro Civil de
Ko Herri-Lerrokategian
la defunción de don ....
jaunaren/andrearen heriotzaren lerrokapena egin da
ocurrida a las
Aurkeztutako meduku-egiaztapenaren arabera:
.... horas del día ....
.... Heriotza-ordua ....
de .... **de** ....
Eguna .... **Zergatia** ....
según la certificación facultativa presentada, de la que resulta como causa
gorpuari lur emateko baimena ematen da,
del fallecimiento:

concede permiso para que se dé sepultura a su cadáver, transcurridas que
heriotzatik hogeitalau ordu igaro ondoren.

sean las veinticuatro horas siguientes a la del fallecimiento.

Registro Civil de ....
Ko Herri-Lerrokategia

A .... de ....
de .... eko
k ....

(El Juez)
(Epaileak)

Licencia de sepultura

Antes de llevar los documentos originales a realizar la inscripción al registro civil, la empresa funeraria tendrá marcado un protocolo de custodia documental que el funerario deberá seguir minuciosamente. En este protocolo suelen verse involucradas actuaciones de escaneado y fotocopiado para el registro interno de documentación de cada fallecido.

El registro civil encargado de la inscripción solicitará al funerario los documentos originales y no procederá a su devolución. Una vez sea llevado al registro civil ya no se recuperarán.

Documentación del fallecido

1. - Documento identificativo de persona física
2. - Certificado médico de defunción
3. - Cuestionario para la declaración de defunción
4. - Licencia de sepultura

 SABÍAS QUE...

Antiguamente, cuando no existía la ley de Policía Sanitaria Mortuoria, tampoco existían plazos mínimos para el entierro de los cadáveres y muchos eran enterrados vivos en estado de catalepsia y cuando abrían el féretro se podían ver rasguños y arañazos de las personas que morían asfixiadas. Actualmente, aunque con menos frecuencia, sigue habiendo casos de catalepsia que son confundidos con muertes naturales con causa de muerte paro cardiorrespiratorio.

ACTIVIDAD COMPLEMENTARIA

22. Busca información en otras fuentes sobre los estados de catalepsia y realiza un pequeño dictado sobre sus características.

3.2. Certificado de defunción

No hay que confundir *certificado de defunción* con *certificado médico de defunción,* ya que son documentos diferentes y tienen funciones diferentes.

El certificado médico de defunción **certifica** el fallecimiento de una persona y lo realiza un médico colegiado y el certificado de defunción **acredita** el fallecimiento de una persona y lo realiza el registro civil.

**Gráfico de diferencias entre certificado médico de
defunción y certificado de defunción**

Documentación del fallecido	
Certificado médico de defunción	**Literal de defunción**
- Expedido por el colegio de médicos - Rellenado por el médico colegiado - El médico certifica la muerte - Documento inmediato tras el fallecimiento no judicializado	- Expedido por el registro civil - El registro civil acredita el fallecimiento - Documento expedido varios días después del fallecimiento - Todos los fallecidos, independiente del tipo de clasificación de servicio funerario tanto judicial u ordinario

El certificado de defunción es el documento oficial que acredita el fallecimiento de una persona. Incluye **resumen** de la información que consta en el registro civil sobre el fallecimiento si es un extracto o **toda** la información si es literal. Para los trámites administrativos *post mortem* hay que solicitar el literal, ya que es una copia literal de la inscripción de defunción previamente realizada y esta sirve para todos los trámites que se necesitará realizar.

Lo expide el registro civil donde se inscribió al fallecido. Este documento oficial es el válido para todas las gestiones legales y administrativas que tengan que realizar los familiares, como, por ejemplo, tramitación de herencia, bajas de suministros, cuentas bancarias, trámites de pensiones, etc.

Este tipo de certificado corresponde a la modalidad de certificado positivo; sin embargo, también existe la modalidad de certificado de defunción negativo, el cual acredita que no está inscrito el fallecimiento de la persona en el registro civil.

Hay que esperar varios días para solicitarlo. Los días variarán dependiendo del registro civil competente al municipio del fallecimiento. De manera general suelen ser de 1 a 10 días laborables y esta gestión se puede realizar de manera presencial, telemática o por correo postal.

También existe la opción de solicitar los certificados positivos en idioma bilingüe, plurilingüe, nacional o internacional.

El certificado de defunción lo puede solicitar cualquier persona interesada en obtenerlo y que tenga todos los datos del fallecido y otros datos sobre el fallecimiento, pero la ley dicta excepciones sobre la petición de certificados de algunas personas fallecidas. Se trata de certificados correspondientes a personas fallecidas cuyos datos se consideran especialmente protegidos, como por ejemplo:

- Hijos adoptivos o de filiación desconocida.
- Discapacitados con medidas de apoyo.
- Personas con cambio de identidad por ser víctimas de violencia de género u otros cambios de identidad legalmente autorizados.
- Modificación de sexo.
- Personas con causas de privación de la patria potestad.

3.3. Documento judicial de defunción

Cuando una defunción no queda perfectamente aclarada o se precisa la investigación sobre causas que pueden intervenir en la muerte, las competencias pasan a la autoridad judicial encargada del asunto, siendo competencia del juzgado de instrucción del municipio donde se produjo el fallecimiento, y el registro civil ya no tendrá competencias en el proceso.

En estos casos no interviene el documento *certificado médico de defunción*, tan necesario para poder trasladar el cadáver no judicializado.

En el caso de procedimientos de defunciones judicializadas, el cuerpo del fallecido, tras ordenarse el levantamiento del cadáver, es trasladado al instituto de medicina legal para la posterior realización de autopsia médico legal.

El levantamiento del cadáver lo autoriza expresamente la autoridad judicial, siendo comunicado a los asistentes en el acto, como son el médico forense y el cuerpo de policía requerido de presencia en el suceso.

En su defecto, el juez puede autorizar al médico forense que asista en su lugar al levantamiento del cadáver, debiendo adjuntar un informe con las actuaciones, que incorporará una descripción detallada del estado del cuerpo, identidad y circunstancias, especialmente todas aquellas que tuviesen relación con el hecho punible. Dichas actuaciones quedan reflejadas en el artículo 778 de la Ley de Enjuiciamiento Criminal.

Cuando al cadáver ya se le han practicado las investigaciones correspondientes, el médico forense pasará el informe al juzgado de instrucción y será este quien decida si emite otro documento oficial donde se pronuncie y dé autorización expresa de que el cuerpo puede ser retirado de las instalaciones de medicina legal y darle destino final. Este documento oficial se llama **carta orden.**

La carta orden es el documento emitido por el juzgado que contiene una orden o instrucción legal que debe ser cumplida. La carta orden dará la viabilidad de entrega del cuerpo a la familia y permitirá poder seguir avanzando con el servicio funerario. Mientras no se expida dicho documento no se podrá recoger el cuerpo ni darle sepultura.

 IMPORTANTE

Los casos en los que un juez decide investigar el fallecimiento y ordena una realización de autopsia al cadáver comúnmente son casos de muertes no naturales, como pueden ser circunstancias sospechosas, muertes violentas, causas desconocidas, muertes repentinas, suicidios, homicidios, etc.

En estos casos también nos podemos encontrar en la situación de que el cadáver no tenga un documento identificativo y que no haya familiares que nos lo puedan facilitar. Además, le corresponderá a la autoridad policial realizar sus diligencias oportunas para la averiguación de su documento de identidad.

Como hemos comprobado, el fallecimiento de una persona requiere de una serie de trámites burocráticos obligatorios que se van completando paso por paso, respetando una cronología documental y exigidos por la ley en tiempo y forma.

Vamos a ver en un resumen en forma de esquema gráfico todos los documentos obligatorios exigidos y sus tiempos. Recordamos que algunas variarán dependiendo del tipo de servicio.

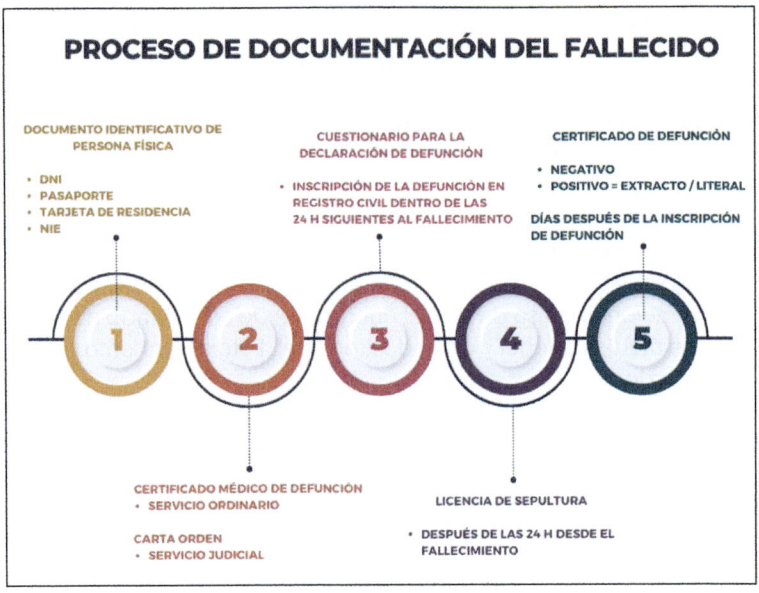

Línea del tiempo con relación a la documentación del fallecido

Después de todos estos trámites burocráticos y documentos obligatorios, existen otros que serán de carácter opcional para los familiares y en los que podrán elegir a quién contratar para realizarlos o realizarlos ellos mismos para así reducir costes.

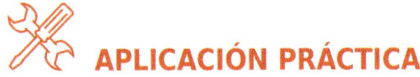 APLICACIÓN PRÁCTICA

Imagínate que te encuentras trabajando en una funeraria, es fin de semana y estás de guardia. Recibes un aviso y te dicen que ha habido un accidente de tráfico y hay que ir a recoger un cadáver. Como profesional, con ese aviso automáticamente ya debes saber una información sobre el servicio que vas a realizar.

Continúa en página siguiente >>

<< Viene de página anterior

1. **¿Qué tipo de servicio es?**
2. **¿Qué documentación va a ir asociada?**
3. **¿Tengo que llevar un certificado médico de defunción sin rellenar?**

Solución

El aviso que me dan es un accidente de tráfico, por lo cual el tipo de fallecimiento no es natural; corresponderá ser judicializado.

El servicio judicial llevará asociado el trámite de documentación de carta orden, por lo que no se requiere en este caso el certificado médico de defunción. Si el cadáver fuera portador de documento de identidad o si los familiares estuvieran presentes, se lo tendré que pedir y, si no estuviera disponible, dejaré que sea la policía quien se encargue de averiguarlo.

El resto de documentación será igual que en un servicio ordinario: cuestionario para la declaración de defunción, licencia de sepultura y certificado de defunción.

---

4. Pólizas de seguros de decesos: interpretación y coberturas

☞ **HILO CONDUCTOR**

Marta debe saber que un gran porcentaje de los fallecidos disponen de una póliza de seguros de decesos que cubrirá los gatos funerarios. Siendo de esta manera, la familia no deberá ocuparse de la factura funeraria.

Pero, para estar seguros de ello y que la familia tenga una información adecuada, se deberá adquirir toda la información detallada que aparezca en la póliza y con base en ello la familia tomará las decisiones que corresponda.

Para poder entender qué es un servicio funerario cubierto por un seguro de decesos primero debemos entender qué es un seguro de decesos.

Un seguro de decesos es una póliza que contrata el futuro fallecido para que sus familiares y amigos no tengan que correr con los gastos que suponga su defunción. El asegurado paga una prima anual y es renovado anualmente de manera automática mientras la persona no solicite su baja o se produzca el fallecimiento.

Los gastos relacionados con una defunción pueden andar en un baremo de entre 3.000 y 5.000 €, dependiendo de la localización y lo que se quiera incluir, tanto de servicios funerarios como de productos, por lo que si se decide realizar la contratación del seguro de decesos la persona debe asegurarse de que el capital que va a contratar debe cubrir esa cantidad para que alcance este coste y eximir así a sus parientes de afrontar este elevado desembolso.

La aseguradora puede cubrir todos los servicios que ofrece la funeraria, pero siempre va a depender del capital que tenía contratado el asegurado. Esta información aparecerá de forma expresa en la documentación de la póliza contratada.

La funeraria debe prestar unos servicios mínimos y básicos, al igual que sus productos asociados. El seguro de decesos debe tener un capital mínimo para la cobertura del servicio básico; de ahí en adelante serán los familiares los que decidirán si desean contratar servicios y productos opcionales.

Muchas veces esa decisión va acogida a si hay capital suficiente para cubrir más gastos opcionales o no.

Si el capital total asegurado es superior a la elección de contratación del servicio y productos funerarios, la familia tendrá derecho a solicitar a la aseguradora todo el importe sobrante no consumido en la funeraria.

Gráfico devolución de capitales asegurados

4.000 €
- Capital inicial en la póliza de decesos

3.400 €
- Factura total funeraria en relación con los servicios y productos contratados

600 €
- Capital sobrante sin utilizar que se da a la familia

La fórmula quedaría:

$$4.000 € - 3.400 € = 600 €$$

En el caso de que los familiares desearan realizar una contratación de un servicio funerario y de productos que excedieran el capital que la persona fallecida tenía contratado en la póliza de decesos, serán los familiares los que cubran el exceso de gastos.

Gráfico exceso de gastos superior al capital asegurado

4.000 €
- Capital inicial en la póliza de decesos

4.600 €
- Factura total de la funeraria en relación a los servicios y productos contratados

600 €
- Exceso del capital asegurado asumido por la familia

La fórmula quedaría:

$$4.000 € - 4.600 € = - 600 €$$

Tan importante es saber el capital total de la póliza de decesos como también saber las coberturas que están recogidas en la póliza.

Al igual que el capital, todas las coberturas deben aparecer desglosadas de forma expresa en la documentación de la póliza contratada.

Las aseguradoras cubren todos los servicios y productos funerarios; todo dependerá de lo que el fallecido hubiera contratado.

En el desglose de coberturas aparecen los servicios incluidos. Algunos de ellos pueden ser:

1. Traslados del fallecido
2. Repatriación
3. Incineración
4. Inhumación
5. Trámites administrativos
6. Recordatorios
7. Esquelas
8. Urna de cenizas
9. Féretro
10. Ornamentos florales
11. Asesoramiento legal
12. Libro de firmas

En ocasiones los familiares no tienen información sobre la existencia o no de un seguro de decesos para cubrir el servicio funerario. En estos casos existen medios administrativos para averiguar si el fallecido tenía contratado en vida este servicio para que los gastos estén cubiertos.

El formulario 790 es un impreso que sirve para realizar el trámite de solicitud de certificado de seguros al Ministerio de Justicia. Es decir, si el fallecido disponía de un seguro, del cual no se tiene conocimiento, se solicita un certificado oficial para obtener esa información.

Con este impreso se procede al pago de las tasas y se realiza la solicitud mediante los diferentes canales oficiales.

Se deberá hacer la solicitud habiendo pasado un mínimo de 15 días laborales para proceder con el trámite. En contestación se recibirá un certificado donde aparece la información de los seguros que estarían en activo hasta la fecha de la defunción.

Este mismo formulario se utiliza para realizar petición de certificados de últimas voluntades.

Este tipo de trámites son opcionales para los familiares y podrán elegir si desean realizarlos ellos mismos, la funeraria u otras empresas dedicadas a gestiones de documentación.

Formulario 790

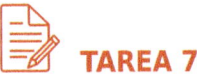 **TAREA 7**

Nuestra funeraria Marta se encuentra con Josefa, una mujer que acaba de perder por fallecimiento a su abuela de 85 años. Josefa comenta que su abuela tenía contratado un seguro de decesos.

Josefa saca de su bolso una carpeta con documentación y se la da a Marta. Le trasmite que esa es la documentación de la póliza del seguro y desea que Marta, como profesional, le realice el estudio de la contratación del servicio según la póliza existente.

¿Qué tiene que hacer Marta? ¿Qué tiene que mirar en la documentación?

5. Resumen

Cada persona desde que nace hasta que fallece tiene su registro de acontecimientos civiles en el registro civil.

Los servicios funerarios llevan asociados una serie de trámites burocráticos obligatorios para proceder al trámite de registro del fallecimiento.

Cada trámite lleva una serie de documentación oficial asociada y regulada en condiciones legales.

Es importante conocer cada documento y sus características en específico, al igual que su secuencia en actuación en tiempo y forma.

Para la contratación del servicio funerario es necesaria la identificación de persona física, tanto del solicitante del servicio como del fallecido.

Existen casos que se llevarán a cabo bajo la condición de judicializados y otros ordinarios. Dependiendo de esa característica, el servicio funerario tendrá diferentes actuaciones y documentación asociada.

Los seguros de decesos son seguros que contrata la persona en vida para que a la hora de su fallecimiento los gastos de funeraria queden cubiertos y no supongan un desembolso económico para sus familiares.

Lo más importante en las condiciones del seguro será que el capital total contratado cubra los importes totales de un servicio funerario básico, que ronda entre los 3.000 € y los 5.000 €, según la ubicación de la prestación de servicio y las coberturas que estén cubiertas.

Ejercicios de autoevaluación
Unidad de Aprendizaje 5

1. **La persona solicitante de un servicio funerario ¿qué documento debe proporcionar a la funeraria?**

   a. Certificado médico de defunción
   b. Certificado de defunción
   c. Documento de identidad personal
   d. Carta orden

2. **¿Qué es el certificado médico de defunción?**

   _____

   _____

3. **Indica la opción correcta sobre el documento cuestionario para la declaración de defunción:**

   a. Es un formulario editado en exclusiva por el Consejo General de Colegios Oficiales de Médicos.
   b. No es un impreso gratuito, ya que lleva asociado un coste de 3,63 €.
   c. Este documento da autorización para proceder al destino final del fallecido.
   d. Es un impreso oficial expedido por el registro civil, imprescindible para proceder a la inscripción de defunción y solicitar la licencia para el entierro.

4. **Indica si las siguientes oraciones sobre la documentación del fallecido son verdaderas o falsas:**

   a. La licencia de sepultura será expedida trascurridas al menos las 24 h siguientes al fallecimiento.

   ■ Verdadero
   ■ Falso

b. El documento *carta orden* es exclusivo para los casos judiciales.

- ■ Verdadero
- ■ Falso

c. La licencia de sepultura puede ser solicitada desde el momento del fallecimiento.

- ■ Verdadero
- ■ Falso

d. El certificado de defunción es expedido por el colegio de médicos.

- ■ Verdadero
- ■ Falso

5. Indica la respuesta correcta sobre la temporalización del proceso de documentación del fallecido:

a. Documento de identidad, certificado de defunción, cuestionario para la declaración de defunción, licencia de sepultura, certificado médico de defunción.

b. Documento de identidad, certificado médico de defunción o carta orden, cuestionario para la declaración de defunción, licencia de sepultura, certificado de defunción.

c. Documento de identidad, certificado médico de defunción, licencia de sepultura, cuestionario para declaración de defunción, certificado de defunción.

d. Todas las opciones son incorrectas.

6. Explica qué es la carta orden y cuándo interviene este documento:

_____

_____

_____

_____

_____

_____

_____

7. Relaciona los diferentes tipos de fallecimiento con el tipo de servicio funerario:

    a. Servicio judicial
    b. Servicio ordinario

    __ Fallecimiento por avanzada edad
    __ Fallecimiento por larga enfermedad
    __ Fallecimiento por suicidio
    __ Fallecimiento por accidente de tráfico
    __ Fallecimiento por parada cardiorrespiratoria

8. ¿Cuáles son las características más importantes en una póliza de decesos?

_____

_____

_____

_____

9. Indica si las siguientes oraciones son verdaderas o falsas, referentes a los seguros de decesos:

    a. El capital no consumido de la póliza es devuelto a los familiares.

        ■ Verdadero
        ■ Falso

    b. Es un tipo de seguro que no tiene cobertura de repatriaciones.

        ■ Verdadero
        ■ Falso

    c. El seguro cubrirá toda la factura funeraria para que la familia no tenga que realizar ningún desembolso económico independientemente de su cuantía y sin límite de servicios ni productos funerarios.

        ■ Verdadero
        ■ Falso

10. Indica cinco servicios y productos funerarios que pueden tener cobertura en una póliza de seguros de decesos:

_____

_____

_____

_____

Procesos administrativos vinculados a los servicios funerarios

Contenido

Objetivos

Los objetivos específicos de esta Unidad de Aprendizaje son:

→ Especificar recursos humanos, medios materiales, instalaciones y elementos que intervienen en la prestación de un servicio funerario, elaborando un presupuesto y realizando actividades de cobro.

→ Elaborar un presupuesto, desglosando los conceptos e incluyendo el precio.

→ Adquirir conocimiento sobre el proceso de comunicación con la persona solicitante y/o familiares, en el cual se le explican los compromisos adquiridos con la aceptación del presupuesto y sus formas de pago.

1. Introducción

El fallecimiento de una persona lleva asociado una serie de gestiones buro-cráticas, llevando al conjunto de trámites administrativos para gestionar el proceso del servicio funerario.

Los documentos estudiados en la unidad 5 son los más importantes ante organizaciones públicas y son prioritarios ante un fallecimiento, pero además de ellos existen otras gestiones administrativas vinculadas directamente con la empresa funeraria y los servicios que presta.

Los presupuestos con base en los servicios y productos funerarios juegan un papel importante tanto para la empresa como para el cliente, ya que en ellos se van a especificar las necesidades mortuorias que quiera contratar el solicitante.

La empresa funeraria deberá asegurarse de que puede cubrir esas necesidades o peticiones antes de realizar una propuesta de presupuesto.

Si la persona interesada acepta el presupuesto, se firma el contrato de servicio funerario y ello conlleva un compromiso de pago por el declarante del servicio.

La funeraria, al igual que toda empresa que presta un servicio, al final del servicio deberá realizar una factura desglosando todos los conceptos y ajustándose al presupuesto aceptado anteriormente.

Marta, a pesar de llevar varios meses trabajando como asesora funeraria, to-davía sigue aprendiendo muchas cosas sobre las gestiones de la empresa. Todavía no ha realizado ningún presupuesto ni sus correspondientes facturas. En esta unidad va a aprender a realizar los presupuestos y las facturas asociadas.

2. Elaboración de presupuestos y facturas

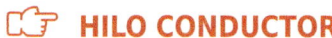 **HILO CONDUCTOR**

Hasta la fecha, Marta ha desempeñado diversas funciones y acciones dentro de la empresa Pompas Fúnebres Azul, pero ahora está empezando a adquirir

Continúa en página siguiente >>

<< Viene de página anterior

conocimiento propio para desenvolverse con las gestiones burocráticas y los trámites administrativos internos de la empresa. Ahora su supervisora, Rocío, va a formar a Marta en la realización de presupuestos y facturas funerarios.

Para profundizar en la elaboración de un presupuesto y una factura funeraria primero debemos entender qué son cada uno de ellos y examinar bien algunos servicios y productos funerarios que adquirirán el rol de conceptos básicos.

Tener conocimiento sobre los servicios y productos funerarios obligatorios es fundamental para elaborar un presupuesto funerario.

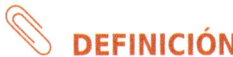

DEFINICIÓN

Presupuesto

Es un plan de cálculo sobre los costes determinados del servicio y productos que el cliente tiene interés en contratar.

Se trata de un documento que muestra una descripción detallada de los productos y servicios que ofrece la empresa en base a la petición y necesidades del cliente. Estos se describirán en el presupuesto y en la factura final como conceptos. También aparecerá de manera desglosada el precio de cada uno de ellos.

Tanto el presupuesto como la factura deben cumplir algunos requisitos:

1. **Datos de la empresa.** Deben aparecer todos los datos de la empresa: nombre, dirección, teléfono y NIF. También se pueden incluir otros datos como web, *e-mail,* etc.
2. **Logo de la empresa**. Es el distintivo único que diferencia a la empresa de manera visual con una imagen de marca.
3. **Datos del cliente.** Al igual que los datos de la empresa deben aparecer todos los datos personales: nombre, apellidos, dirección, teléfono, DNI y, de manera opcional, otros datos de contacto como *e-mail,* etc.
4. **Fecha y número de presupuesto.** Fecha a día del presupuesto y la numeración según protocolo de registro de la empresa.

5. **Conceptos del presupuesto**. En el apartado *conceptos* quedan reflejados cada uno de los servicios y productos que el cliente quiere contratar. Deben aparecer los servicios y productos funerarios que adquieren la condición de básicos dependiendo de las necesidades. También aparecerán los servicios y productos opcionales. Todos y cada uno de los conceptos obligatorios se tienen que explicar al solicitante para que queden claros.

6. **Base imponible**. El precio de cada concepto sin el añadido de los impuestos.

7. **IVA.** Es el impuesto sobre el valor añadido a cada producto. Hay que tener en cuenta que a algunos conceptos puede aplicarse un IVA diferente al resto.

8. **Importe con IVA.** Es la base imponible de cada concepto + IVA aplicado.

9. **Total de la factura.** El importe total sumando todos los conceptos con su IVA aplicado y desglose del total de IVA y base imponible.

10. **Formas de pago y financiación (si las hubiere).** La empresa debe reflejar las formas que admite para el pago.

11. **Vencimiento.** Cuánto tiempo tiene de validez ese presupuesto. Cuando pase el tiempo marcado se debe realizar otro presupuesto pudiendo tener alguna variación.

12. **Firmas por ambas partes.** El presupuesto tiene una función de información, pero cuando el solicitante lo acepta y este es firmado el presupuesto adquiere un compromiso y validez legal y se convierte en un contrato con obligaciones.

POMPAS FÚNEBRES AZUL

PRESUPUESTO

FACTURA 8_100_24
23 MAYO 2025

Pompas Fúnebres Azul
Calle Margarita 123
Valladolid
NIF: B84571295
Tfno. 983 234 567
pompasfunebres@azul.es
www.pompasfunebresazul.es

Carmen Frondosa Martín
Calle del Tréboli 12 - 1d.
Valladolid
DNI: 44345743M
T.983 987654

CONCEPTO	BASE	IVA	TOTAL

TOTAL BASE	0€
IVA 21 %	0€
TOTAL	0€

Forma de pago:
Cuenta bancaria ES35_____

Financiación en 2 meses sin intereses

Modelo de presupuesto

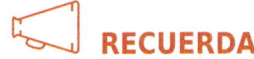

RECUERDA

Es muy importante explicarle bien al solicitante del presupuesto todos los conceptos básicos y darle argumentación sobre por qué son obligatorios. No es habitual que los clientes tengan conocimiento sobre las regulaciones funerarias y tendrán mucha incertidumbre y dudas sobre el servicio y sus costes.

- -

La factura es el documento que recoge la información del servicio y/o productos prestados por la funeraria, así como el montante final adeudado por el cliente y el método de pago.

Existen regulaciones y normativas para la realización de las facturas. Todas ellas son reguladas por la Agencia Tributaria y se recogen en el Real Decreto 1007/2023, de 5 de diciembre, *por el que se aprueba el reglamento que establece los requisitos que deben adoptar los sistemas y programas informáticos o electrónicos que soporten los procesos de facturación de empresarios y profesionales, y la estandarización de formatos de los registros de facturación.*

Cada empresa tendrá sus propios programas de facturación, algunos de pago y otros gratuitos, aunque todas cumplirán con la normativa y deberán cubrir los datos obligatorios dentro de la factura.

Los datos en una factura serán los mismos que en el presupuesto, pero cambiará el número de facturación.

La factura se realizará en base al presupuesto ya aceptado y firmado por el cliente, debiendo coincidir los conceptos y precios. El precio total puede variar si se han incluido nuevos conceptos a petición del cliente.

2.1. Conceptos

La obligatoriedad de algunas funciones por parte de la funeraria está regulada e impuesta por el Decreto 2263/1974, de 20 de julio, por el que se aprueba el Reglamento de Policía Sanitaria Mortuoria, pero también existen modificaciones impuestas por la legislación de cada comunidad autónoma; es por ello por lo que esos servicios y funciones básicas y obligatorias pueden variar dependiendo de cada ubicación.

Aun así, algunas de estas funciones funerarias serán obligatorias en la mayoría de las comunidades.

Funciones obligatorias

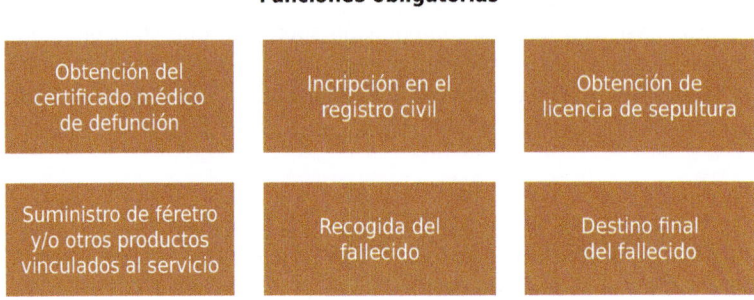

Obtención del certificado médico de defunción	Incripción en el registro civil	Obtención de licencia de sepultura
Suministro de féretro y/o otros productos vinculados al servicio	Recogida del fallecido	Destino final del fallecido

Como servicios y productos opcionales nos podemos encontrar con más variedad y amplios catálogos, donde el solicitante del servicio podrá elegir lo que más se adapte al tipo de servicio que quiere realizar y a su presupuesto.

En la lista de servicios y productos opcionales ofrecidos por la empresa funeraria el cliente se puede encontrar con diferentes alternativas:

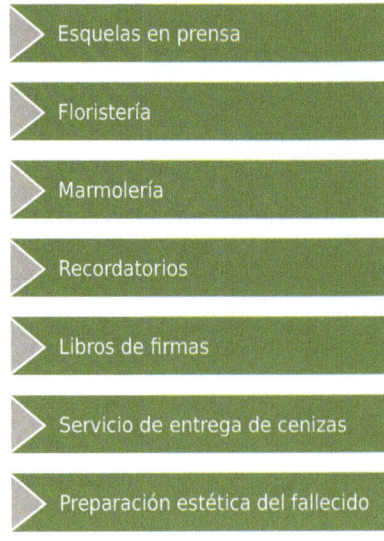

- Esquelas en prensa
- Floristería
- Marmolería
- Recordatorios
- Libros de firmas
- Servicio de entrega de cenizas
- Preparación estética del fallecido

Entre las más habituales nos podremos encontrar con:

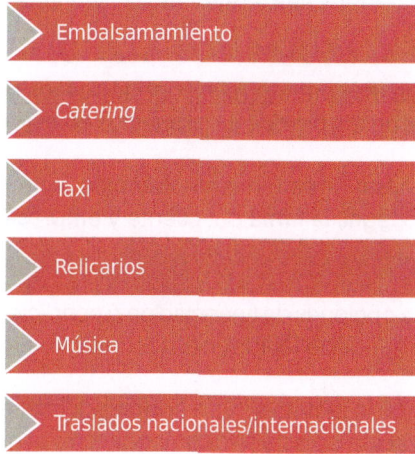

> Embalsamamiento

> *Catering*

> Taxi

> Relicarios

> Música

> Traslados nacionales/internacionales

No todas las funerarias disponen de todos los medios para prestar esos productos y servicios directamente. Cuando esto sucede, la empresa funeraria realiza gestiones de subcontratación a otras empresas.

Cuando la funeraria principal contratada adelanta los gastos a la empresa subcontratada, cargándola posteriormente en la factura para que el cliente lo abone, esta gestión se denomina *suplido*. Pueden tener un tratamiento fiscal especial a la hora de realizar la factura según los requisitos de la ley vigente en repercusión de IVA (Ley 37/1992 de IVA).

Cada empresa dispondrá de sus listados de precios ya contando con los pagos de suplidos y los abonos de tasas.

 ## ACTIVIDAD COMPLEMENTARIA

23. Realiza una búsqueda por internet y recoge información sobre la tributación de impuestos aplicados a los servicios funerarios.

2.2. Autorizaciones y compromisos de pago

Cada empresa tendrá sus protocolos establecidos para regular dichos compromisos.

Puede realizarse un contrato reflejando todos los detalles del servicio que se va a prestar con los precios ya expuestos en el presupuesto.

Como hemos visto anteriormente también será válido, como compromiso y contrato legal, la firma del cliente y empresa plasmada en el mismo presupuesto.

Si la empresa da opciones de financiación o condiciones de pago por adelantado, este debe quedar reflejado en el documento, al igual que su vencimiento.

Si se acuerda que la factura se va a cobrar por la cuenta del cliente se necesitará la autorización de este para proceder con el giro bancario.

En el caso de que se presenten dificultades para el cobro de la factura será fundamental ponerse en contacto con el deudor y buscar soluciones alternativas, como acordar un plan de pagos o renegociar las condiciones de la deuda, siendo necesaria la realización de otro documento de compromiso de pago.

 SABÍAS QUE...

Según recoge el Código Civil, dispones de hasta 5 años para proceder a la reclamación de las deudas. Pasado este plazo, si no has tomado medidas, la deuda habrá prescrito.

3. Actividades de cobro y arqueo de caja

 HILO CONDUCTOR

Marta ha realizado una factura de un servicio funerario y deberá entregarla al cliente. El importe asciende a 4.500 € y, según la ley, no puede realizar la

Continúa en página siguiente >>

<< Viene de página anterior

operación de cobro en metálico. Vamos a ver las opciones que tiene Marta para ofrecer la acción de pago al cliente.

Las facturas de un servicio funerario suelen ser elevadas; en la mayoría de las ocasiones superan los 3.000 €.

La ley contra la estafa fiscal tiene establecido un límite de pago, regulando los pagos en efectivo en un límite de hasta 2.500 €. En fecha 12/07/2021 se realizó una modificación, fijando el límite en 1.000 €.

Dicha regulación es aplicable entre empresas y particulares. Es por ello por lo que en las empresas funerarias la mayor parte de los pagos recibidos son por medios bancarios, ofreciendo las opciones de transferencias, ingresos en cuenta y tarjetas bancarias.

Cuando se realiza un arqueo de caja se comprueba que el recuento de la caja en efectivo, tanto billetes como monedas, coincida con el saldo que debe quedar en caja al final del día, teniendo en cuenta los ingresos y los gastos en efectivo. Es una acción contable que se realiza normalmente todos los días, aunque cada empresa tendrá sus propios protocolos de acciones contables.

Se debe partir de base con el saldo con el que se inicia el día, que tiene que coincidir con el cierre del día anterior. Durante el día se anotan los ingresos y las salidas de dinero.

> Arqueo de caja + Ingresos - Gastos = Saldo del día

NOTA

Para el pago con tarjeta bancaria el cliente deberá comprobar el límite de importe que tiene establecido para realizar la transacción de pago.

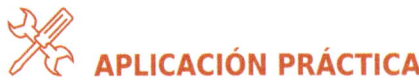

APLICACIÓN PRÁCTICA

Esta semana Marta se encuentra trabajando en turno de tarde hasta el cierre de la empresa. Se le ha encomendado la tarea de arqueo de caja al finalizar la jornada. Después de cerrar las puertas de la empresa se queda realizando la contabilidad de arqueo.

Visualiza en el registro que al empezar el día la caja se abrió con un saldo de 1.500 € en metálico y durante el día se han realizado varias transacciones de cobros y pagos. El metálico que queda en caja es de 1.460 €.

Con los siguientes datos de ingresos y gastos del día, realiza el arqueo de caja con Marta.

Cobros = Ingresos	Pagos = Gastos
50 € efectivo/venta de relicario	130 € efectivo/material oficina
100 € efectivo/venta de flores	60 € efectivo/gasolina coche fúnebre
120 € tarjeta/venta de urna	
1.500 € tarjeta/servicio funerario	

Solución

Marta debe realizar una serie de cálculos. El saldo al empezar el día = (1.500 €) + ingresos de efectivo (50 € +100 € = 150 €) – gastos en efectivo (130 € + 60 € = 190 €) = 1.460 € (el saldo en efectivo que queda en caja es correcto).

---

4. Formas de financiación y pago

HILO CONDUCTOR

Marta ya ha entregado la factura funeraria a los familiares que han contratado el servicio funerario. Como es una cantidad elevada, la empresa da opción de facilidad de pago. En este caso, la funeraria Pompas Fúnebres Azul ofrece a sus clientes la opción de pago fraccionado. Pero ¿qué es el pago fraccionado y qué características tiene? Todo esto se verá en este apartado.

Las opciones de financiación que ofrezca una empresa van directamente relacionadas con las necesidades de la empresa y su protocolo contable.

Para que una empresa pueda ofrecer unas buenas condiciones de financiación a sus clientes debe partir de una sólida posición financiera que le permita aplazar los cobros de los servicios prestados.

La principal opción de financiación es el *pago fraccionado* en distintos plazos predeterminados. Aunque a veces pueden ser flexibles para ajustarse a las necesidades del cliente, estos plazos no suelen alargarse mucho en el tiempo; dependerá del acuerdo pactado entre las partes y de la situación del cliente.

Algunas funerarias tienen colaboración directa con *entidades financieras* y ofrecen a sus clientes préstamos para hacer frente a la factura funeraria. Esta opción les permite alargar el periodo de pago y solventarlo de una forma más desahogada. Este método de financiación puede acarrear un incremento del gasto total por los intereses asociados. Antes de aceptar esta opción de financiación es recomendable realizar una comparativa en varias entidades para verificar el coste de dichos intereses.

Existe la posibilidad de que no haya medios económicos por parte del fallecido ni por parte de los familiares. En estos casos existen protocolos marcados por parte de la funeraria en contacto con los ayuntamientos para personas sin recursos. Se trata de *ayudas públicas* para cubrir los gastos básicos del servicio funerario. Para poder acceder a estas ayudas hay que estar en una situación de pobreza, sin propiedades y estando por debajo de unos niveles mínimos de renta establecidos.

Pago y fraccionamiento después del fallecimiento

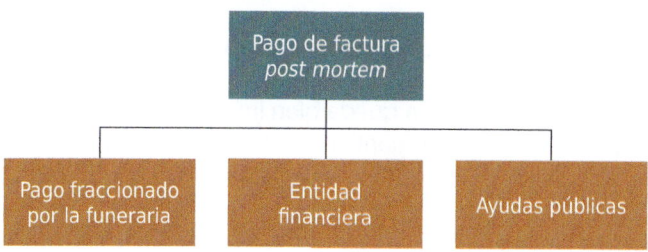

Existen otras opciones que la persona en vida puede contratar para asegurarse la financiación de su servicio funerario y no cargar a familiares con ese trámite.

Una opción que cada vez está más en auge es la *contratación de los servicios funerarios en vida,* siendo contratado directamente con la empresa funeraria. Su cómodo pago fraccionado solo hasta cubrir el capital contratado es cada vez una opción más común entre la población. El pago de las cuotas acaba cuando se ha cubierto el total o la persona fallece. Normalmente lleva asociado a las condiciones de contratación un tiempo de carencia mínimo o un desembolso inicial mayor que el resto de las cuotas.

Otra opción es la contratación de un *seguro de decesos,* en el cual, según el capital de contratación y la edad de la persona, se paga una cuota anual. Algunas aseguradoras dan opciones de fraccionamiento de pago mensual, trimestral y semestral, llevando asociado un incremento de la cuota. La desventaja de este servicio es que solo se deja de pagar el capital cuando la persona fallece, llegando a verse bastante incrementado el total pagado al cabo de los años, siendo muy superior que el coste real de un servicio funerario.

Pago y fraccionamiento en vida

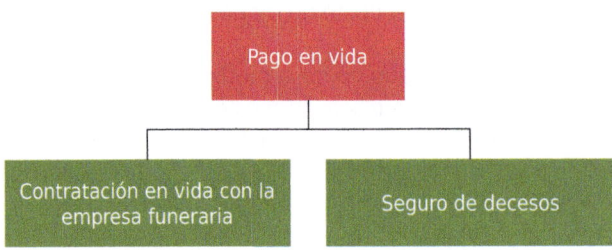

La financiación, en caso de que el cliente la necesite, y las formas de pago no son un elemento que se deba descuidar a la hora de contratar el servicio. Es conveniente prestarle atención y dejarlo bien establecido antes de la firma del contrato o antes de aceptar un presupuesto.

De esta manera, el cliente queda bien informado, aceptando el acuerdo de pago y evitando posibles conflictos futuros y/o impagos.

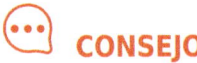 **CONSEJO**

Es habitual que en vida no se quiera afrontar este tipo de gasto ni imaginarse esta situación, pero es muy importante plantearlo y dejarlo lo más resuelto posible para evitar a los seres queridos una sobrecarga negativa adicional a la situación.

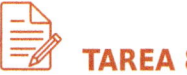

TAREA 8

Imagínate que te encuentras trabajando en la funeraria de tu localidad. Todos los días tenéis un alto volumen de trabajo. Tú estás ubicada en el departamento de asesor funerario y te encargas directamente del asesoramiento familiar y la contratación de los servicios funerarios.

Hoy, martes, llega a la funeraria una familia, la cual ha perdido a un familiar directo y se encuentra en el tanatorio del hospital a la espera de que la familia realice la contratación del servicio funerario. Al reunirte con ellos tristemente te dicen que la persona fallecida era un hombre sin recursos económicos y que ellos como familiares directos se encuentran en la misma situación e incluso subsisten de ayudas sociales.

¿Cómo reaccionas ante esta situación? ¿Qué información les trasladas? ¿Qué opciones tiene esta familia?

---

5. Protocolos de una empresa funeraria vinculados a la contabilidad

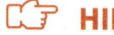 **HILO CONDUCTOR**

Una vez que Marta ya ha realizado toda la actividad contable siguiendo el protocolo de la empresa, se da cuenta de una cosa muy importante. A lo largo de su vida ha trabajado en varios sectores y muchas empresas, realizando muchas veces acciones de cobro, y ha llegado a una conclusión muy clara. Todas las empresas tienen establecidos sus protocolos contables, pero en realidad no se diferencian mucho unas de otras. Tan solo basta con seguir unas directrices y seguir unos aspectos básicos. ¿Cuáles son?

Toda empresa tiene establecido un plan contable para poder gestionar, organizar y controlar los gastos y los ingresos que genera su actividad.

Estas acciones contables son básicas para conocer la rentabilidad de la empresa y la toma de decisiones sobre ella.

Las empresas funerarias no tienen un funcionamiento contable diferente por el hecho de su actividad. Todas las empresas tienen establecidos sus protocolos contables independientemente de la actividad comercial.

La RAE describe contabilidad como «sistema de cuentas o conjunto de documentos contables».

Se basa en una técnica que se utiliza para el registro de las operaciones económicas de la empresa de una forma sistemática y metodológica.

 ## SABÍAS QUE...

En España el plan general de contabilidad (PGC) y su legislación mercantil se encuentran regulados por el Real Decreto 1514/2007, de 16 de noviembre, por el que se aprueba el Plan General de Contabilidad, siendo su última modificación en el Real Decreto 1159/2010, de 17 de septiembre.

Las empresas en general no se rigen por su propio plan de cuentas, se rigen por el plan general de cuentas. Este plan general es llevado a cabo por todas las empresas unidas a la comunidad económica de la Unión Europea.

Este plan general se creó para homogenizar las cuentas contables utilizadas en toda la Unión Europea; de esta manera, los contables situados en otros países pueden entender e interpretar el mismo plan de cuentas.

De manera general podemos destacar estos cuatro aspectos más importantes de la contabilidad:

Registro de transacciones
- Consiste en anotar de manera sistemática y ordenada todas las operaciones financieras que realiza la empresa, como compras, ventas, pagos, cobros, etc.

Clasificación de información
- Se organizan y agrupan las transacciones de acuerdo con ciertos criterios (por ejemplo, activos, pasivos, ingresos, gastos) para facilitar su análisis y comprensión.

Continúa en página siguiente >>

<< Viene de página anterior

Control y supervisión
- La contabilidad proporciona herramientas para llevar un control adecuado de los recursos y prevenir posibles errores, fraudes o desviaciones en los registros contables.

Cumplimiento de obligaciones legales
- La contabilidad también cumple un papel fundamental en el cumplimiento de obligaciones fiscales y legales, como la presentación de declaraciones de impuestos y la elaboración de informes para entidades regulatorias.

6. Resumen

El fallecimiento de una persona lleva asociado una serie de procesos y acciones administrativas.

Las acciones administrativas vinculadas a la contabilidad y financiación requieren de una secuencia pautada y organizada que pasa desde el presupuesto, el pago final del servicio y las acciones de contabilidad para el correcto control contable de la empresa.

Los presupuestos se adaptan según las necesidades y requerimientos del cliente, teniendo como base los servicios y productos obligatorios según marca la ley y pudiendo añadir servicios y productos opcionales que irán incrementando el coste total del servicio.

La función del presupuesto es informativa, pero, si se lleva a cabo la firma en él, este documento adquiere un compromiso y tiene validez legal con obligaciones.

Tanto en los presupuestos como en las facturas deberán aparecer una serie de datos obligatorios, quedando bien claro los métodos de pago y posible financiación si el cliente lo necesitase. De igual forma deben aparecer todos los conceptos, precios y su correspondiente IVA aplicado.

Las realizaciones de las facturas están reguladas por la Agencia Tributaria, existiendo un reglamento que establece los requisitos de los sistemas y programas informáticos que soportan los procesos de facturación de las empresas.

La empresa deberá tener implantado un protocolo documental para establecer los compromisos y autorizaciones del cliente.

Es importante que el cliente quede bien informado de las opciones de financiación que pone a su disposición la funeraria, ya que las facturas suelen ser elevadas y muchas veces ocasionan una preocupación importante a los familiares.

Ejercicios de autoevaluación
Unidad de Aprendizaje 6

1. ¿Qué es un presupuesto?

    a. Es un plan de pago fraccionado.
    b. Está regulado por el Real Decreto 1514/2007, de 16 de noviembre.
    c. Se trata de un plan de cálculo sobre los costes del servicio y productos que un cliente tiene interés en contratar.
    d. Lleva asociado un número de facturación.

2. ¿Qué es el concepto en un presupuesto y/o en una factura?

_____

_____

3. ¿Cuál de estos productos y servicios no corresponde a una contratación básica y obligatoria en un servicio funerario?

    a. Recogida del fallecido.
    b. Destino final del fallecido.
    c. Suministro de féretro.
    d. Contratación de esquelas en prensa.

4. Indica si las siguientes oraciones sobre los productos y servicios opcionales y básicos obligatorios ofrecidos por una empresa funeraria son verdaderas o falsas:

    a. La compra del féretro para el cadáver debe realizarse en todos los servicios.

        ■ Verdadero
        ■ Falso

    b. La funeraria debe encargarse siempre de dar destino final al fallecido independientemente de la elección familiar sobre inhumación o incineración.

        ■ Verdadero
        ■ Falso

c. El certificado médico de defunción puede ser obtenido tanto por la funeraria como por los familiares.

- ■ Verdadero
- ■ Falso

d. Al cadáver siempre hay que realizarle una preparación estética.

- ■ Verdadero
- ■ Falso

5. Indica la respuesta correcta sobre el cobro de servicios funerarios:

a. Los pagos superiores a 1.000 € no se pueden cobrar en efectivo.
b. Las opciones de cobro en una funeraria para la mayoría de las facturas serán por medios bancarios como transferencias, ingresos en cuenta y tarjetas bancarias.
c. Cualquier tipo de pago se puede cobrar en efectivo.
d. Las opciones a y b son correctas.

6. Explica qué es el arqueo de caja:

_____
_____
_____
_____
_____
_____
_____

7. Relaciona los siguientes tipos de financiación de un servicio funerario:

a. *Post mortem*
b. En vida

__ Pago fraccionado de la factura
__ Contratación en vida
__ Entidad financiera
__ Ayudas públicas

8. ¿Qué es una contratación en vida?

_____
_____
_____
_____
_____
_____
_____

9. Indica si las siguientes oraciones son verdaderas o falsas, referentes a los protocolos contables de una empresa funeraria:

   a. Toda empresa tiene un plan contable independiente de su actividad.

      ■ Verdadero
      ■ Falso

   b. La contabilidad es el recuento de dinero en efectivo al final del día.

      ■ Verdadero
      ■ Falso

   c. El plan general contable se lleva a cabo por todas las empresas unidas a la Unión Europea.

      ■ Verdadero
      ■ Falso

10. Indica los cuatro aspectos más importantes de la contabilidad:

_____
_____
_____
_____

Glosario

Arqueo
Recuento del dinero existente en una caja.

Asertividad
Comportamiento comunicacional en el cual la persona no agrede ni se somete a la voluntad de otras personas, sino que manifiesta sus convicciones y defiende sus derechos. Es también una forma de expresión congruente, directa y equilibrada, cuya finalidad es comunicar nuestras ideas y sentimientos o defender nuestros legítimos derechos sin la intención de herir o perjudicar.

Abrumador
Adjetivo que se utiliza para describir algo que genera una gran carga o peso, ya sea físico o emocional, que puede resultar agobiante o excesivo.

Autolesivo
Que causa daño voluntaria o involuntariamente a quien ejecuta la acción.

Burocracia
Organización regulada por normas que establecen un orden racional para distribuir y gestionar los asuntos que le son propios.

Certificado de defunción
Documento oficial que acredita la muerte de una persona.

Congruente
Que es conveniente, coherente, lógico.

Condescendiente
Es condescendiente la persona que trata de dar gusto a los demás, tratando de comprender sus sentimientos, con lo que estaría relacionada con la empatía.

Consonancia
Relación de conformidad o correspondencia que tienen algunas cosas entre sí.

Cadáver
El cuerpo muerto de una persona.

Cremación
Reducir a cenizas un cadáver.

Crematorio
Lugar donde se reducen a cenizas los cadáveres.

Deceso
Fallecimiento de una persona.

Duelo
Proceso de adaptación emocional en respuesta a cualquier pérdida.

Exequias
Honras fúnebres. Se celebran por los difuntos días después del entierro y anualmente.

Esquela pasquín
Es un tipo de esquela empleada para anunciar el fallecimiento de una persona. Se coloca en lugares públicos.

Feedback
Retroalimentación.

Finado
Muerto, difunto, cadáver.

Funeraria
Empresa que presta los servicios de manipulación y acondicionamiento de cadáveres y transporte de estos, junto con el suministro de bienes y servicios complementarios para dichos fines.

Interlocutor
Cada una de las personas que toman parte en un diálogo.

Incineración
Combustión completa de la materia orgánica hasta su conversión en cenizas.

Inhumación
Entierro de los restos mortales de una persona.

Legitimar
Autorizar, legalizar, institucionalizar, despenalizar.

Liturgia
Es la forma con que se llevan a cabo las ceremonias en una religión o en alguna otra organización similar.

Licencia de enterramiento
Permiso para enterrar un cadáver.

Normativa de Policía Sanitaria Mortuoria
Es la regulación de toda clase de prácticas sanitarias en relación con cadáveres y la obtención de órganos, tejidos y otras piezas anatómicas que no tengan fines terapéuticos, así como el tratamiento de los restos cadavéricos; requisitos técnicos-sanitarios que deben cumplir las empresas, instalaciones y servicios funerarios; normas técnico-sanitarias que han de cumplir los cementerios, así como los demás lugares de enterramiento autorizados; control y vigilancia sobre las empresas funerarias, tanatorios, crematorios, cementerios y sus actividades respectivas, a efectos de comprobar el cumplimiento de las especificaciones establecidas.

Paralingüística
Estudio de la comunicación humana que se interesa por los elementos que acompañan a las emisiones propiamente lingüísticas y que constituyen señales e indicios, normalmente no verbales, que contextualizan, sugieren interpretaciones particulares de la información propiamente lingüística.

Perpetuar
Hacer perpetuo o perdurable algo.

Pseudoalucinaciones
Son percepciones sensoriales. Se diferencian de las alucinaciones en el sentido de que suelen ser más débiles y no tienen el carácter intenso y claro de una alucinación.

Post mortem
Después de la muerte.

Punible
Que merece castigo.

Proliferar
Multiplicarse abundantemente.

Rito funerario
Es el conjunto de ceremonias u oficios solemnes dedicados a un difunto días antes de su incineración o inhumación.

Recordatorio
Tarjeta o impreso breve en que se recuerda el fallecimiento de una persona.

Relicario
Caja, estuche o joyas donde se guarda una cantidad pequeña de cenizas de un cadáver.

Sepelio
Es la etapa final de un acto fúnebre y se refiere a la acción de enterrar o incinerar el cuerpo del fallecido.

Sepultura
Lugar en que está enterrado un cadáver.

Sala de velatorio
Sala donde se vela a un difunto.

Tanatorio
Edificio en que son depositados los cadáveres durante las horas que preceden a su inhumación o cremación.

Velatorio
Es una reunión de los allegados y amigos de un difunto en las horas que siguen a su muerte y antes de la inhumación o cremación del cadáver.

Bibliografía

Monografías

→ FARRÉ Busquet, N.: *MF1609_3: Manejo de técnicas y habilidades relacionales para la prestación de un servicio de tanatopraxia.* Antequera: IC Editorial, 2022.

> Es uno de los libros correspondientes a los módulos formativos incluidos en el certificado de profesionalidad SANP0108 Tanatopraxia, dirigido a proporcionar recursos y herramientas en el desarrollo de las habilidades sociales personales para una fluidez laboral y una atención adecuada y profesional a las personas que necesitan utilizar los servicios funerarios por diferentes causas.

→ KÜBLER-ROSS, E.: *Sobre la muerte y los moribundos.* Barcelona: Debolsillo, 2014.

> Cuando se habla de libros dedicados a todo lo relacionado con el ámbito funerario, sin duda hay que hablar de Elisabet Kübler-Ross. Psiquiatra y escritora, fue una de las mayores expertas en la muerte y dedicó toda su vida a ello. Autora de numerosos libros muy exitosos, recoge interesantes relatos reales de personas con experiencias relacionadas con la muerte y sus propias experiencias sobre la muerte y el duelo.

→ SHAW, G.: *7 técnicas exitosas para resolver conflictos.* Italia: Communication Excellence, 2020.

> Este joven autor, especializado en técnicas de comunicación, tiene publicados varios libros muy interesantes y de fácil lectura. Sin duda sus libros son muy prácticos para el desarrollo de una comunicación efectiva y el aprendizaje de técnicas comunicativas.

Textos electrónicos, bases de datos y programas informáticos

→ Cómo financiar un funeral, de:
<https://funos.es/como-financiar-un-funeral-en-espana>.

Artículo publicado por Funos sobre las diferentes alternativas por las que las personas pueden optar a la hora de financiar un servicio funerario. Es una empresa dedicada a proporcionar información objetiva y transparente sobre todo lo relacionado con los servicios funerarios.

→ Duelo infantil, de:
<https://www.fundacionmlc.org/el-duelo-infantil-consecuencias-de-no-responder-las-dudas-de-los-ninos-sobre-la-muerte/>.

Este blog dedicado al duelo, de la fundación Mario Losanto del Campo, está creado por redactores profesionales de la psicología general y la psicología infantojuvenil. Sin duda, muy interesante y de mucha utilidad en el proceso de duelo infantil.

→ Ritos funerarios católicos, de: <https://misadiaria.blogspot.com/2016/05/vigilia-comunitaria-de-oracion-por-el.html>.

En este blog católico se muestran multitud de actos estrictamente religiosos y entre ellos también actos fúnebres según su rito religioso católico. También muestra las últimas noticias religiosas.

→ Servicios funerarios en México, de:
<https://tanatopraxiaformacion.es/blog-tanatopraxia-formacion/>.

En este interesante artículo publicado en el blog del centro de formación Tanatopraxia Formación, se nos habla sobre los ritos funerarios y las normativas legales en Riviera Maya (México), muy diferentes de la cultura y leyes en España.

→ Ritos funerarios protestantes, de:
<https://servitanatorio.com/blog/como-se-realiza-un-funeral-protestante/>.

El blog de *Servitanatorio* proporciona mucha información sobre la cultura funeraria protestante y nos brinda muchos consejos, historia y curiosidades sobre el sector fúnebre.

→ Ritos funerarios ortodoxos, de:
<https://serviciosfunerarios.org/ritos-funerarios-ortodoxos-guia-del-calendario-para-honrar-a-los-difuntos/>.

Artículo interesante sobre los ritos funerarios ortodoxos.